· 中医名家经方治验丛书 ·

神经精神疾病

经方治验

主编　畅洪昇

中国医药科技出版社

内容提要

本书系统整理了诸多中医名家应用经方治疗神经精神疾病的临床验案。全书分为上、中、下三篇。上篇为西医疾病篇，介绍了名家治疗睡眠障碍、精神分裂症、抑郁症、焦虑症、面神经炎、坐骨神经痛等疾病的经验；中篇为中医病证篇，介绍了名家治疗癫狂、痴呆、头痛、眩晕、中风等病证的经验；下篇为常用经方篇，总结了治疗神经精神疾病经常能用到的且疗效满意的经方。本书适合中医院校师生及临床大夫阅读参考。

图书在版编目（CIP）数据

神经精神疾病经方治验 / 畅洪昇主编．—北京：中国医药科技出版社，2016. 1（2024.12重印）

（中医名家经方治验丛书）

ISBN 978-7-5067-8042-1

Ⅰ. ①神… Ⅱ. ①畅… Ⅲ. ①神经系统疾病-经方 ②精神病-经方 ③神经系统疾病-中医疗法 ④精神病-中医疗法 Ⅳ. ①R289. 2 ②R277. 7

中国版本图书馆 CIP 数据核字（2015）第 311465 号

美术编辑 陈君杞
版式设计 郭小平

出版 中国医药科技出版社
地址 北京市海淀区文慧园北路甲 22 号
邮编 100082
电话 发行：010-62227427 邮购：010-62236938
网址 www. cmstp. com
规格 710×1000mm 1/16
印张 15½
字数 197 千字
版次 2016 年 1 月第 1 版
印次 2024年12月第 2 次印刷
印刷 河北环京美印刷有限公司
经销 全国各地新华书店
书号 ISBN 978-7-5067-8042-1
定价 49.00 元

《中医名家经方治验丛书》

编 委 会

《神经精神疾病经方治验》
编 委 会

主　编　畅洪昇

副主编　鲁　艺　张　煜　徐向青

编　者　(以姓氏笔画为序)

马　越　王晓飞　田方泽　朱辰辰

刘　璇　李红娟　李佳旭　李靖靖

杨晓霞　宋　娜　张　帅　张　静

张亚男　周远航　韩　芳

出版者的话

本套丛书所言“经方”专指《伤寒论》、《金匮要略》中的方剂，即张仲景方。

张仲景所创方剂，首首精当，方方奇妙，被誉为“医方之祖”，一直以来，备受名家推崇。举凡中医大家，无不服膺仲景之学，精研仲景之书，善用仲景之方。

为了更好地总结经方应用成果，探索经方应用规律，我社组织专家教授编写了本套《中医名家经方治验丛书》。丛书共 8 个分册，分别为：呼吸病经方治验、心血管疾病经方治验、消化病经方治验、泌尿系疾病经方治验、内分泌代谢病经方治验、神经精神疾病经方治验、妇科疾病经方治验、肿瘤经方治验。

本套丛书全面收录了刘渡舟、关幼波、邓铁涛、张琪、何任、祝谌予、颜德馨、李今庸等中医名家临床应用经方的经典案例及治疗心得，最后，对临床各科经常用到的经方予以归纳总结，具有很强的实用性和文献参考价值。

希望本套丛书的出版，能加深读者对经方的理解和认识，提高诊疗水平，更好地服务于临床。

中国医药科技出版社

2016 年 1 月

目录

上篇　西医疾病篇

中篇 中医病证篇

下篇 常用经方篇

上篇

西医疾病篇

第一章 睡眠障碍

睡眠障碍是指睡眠量不正常以及睡眠中出现异常行为的一种表现。失眠是常见的一种睡眠障碍，主要包括：入睡困难，睡眠表浅，早醒，梦多或噩梦等；如果患者就寝30分钟内不能入睡，夜间睡眠醒转2次以上，总睡眠不足6小时，以上情况每周至少发生3次，并持续1月以上，即可诊断为失眠。此外，睡眠障碍还包括梦游症、梦呓（说梦话）等。

失眠即中医的“不寐”，本病主要以心神不安为主，其病机包括阴血虚失于濡养、痰热内扰，发病与胆、胃、脾、肾有关。此外，人卧则魂归于肝，心神乃安，若肝魂不安也可造成失眠。

张仲景对不寐的描述有不得眠、不能卧、卧起不安等，并创立了大量的有效方剂，如治疗虚劳虚烦不得眠的酸枣仁汤，治疗心中烦、不得卧的黄连阿胶汤，治疗欲卧不能卧的百合知母汤、百合地黄汤，治疗反复颠倒、心中懊恼的栀子豉汤，治疗惊狂、起卧不安的桂枝去芍药加蜀漆牡蛎龙骨救逆汤，治疗默默欲眠、目不得闭的甘草泻心汤等。综观仲景著作，不仅开创了失眠辨证论治之先河，也为失眠的治疗方药提供了大量的临床诊疗基础。

案1 俞长荣栀子豉汤案

1999年6月25日，俞老曾接治一妇女，时年47岁。长期失眠，入睡困难，心烦懊恼，肢节肌肉酸楚，便秘，头痛酸胀，月经先期量偏多。舌质淡红苔黄较厚，脉细弦。处方：栀子 10g，香豉 15g，酸枣仁 15g，茯苓 15g，知母 10g，川芎 6g，白芍 10g，双钩藤 15g，厚朴 10g，甘草 5g。服 6 剂，睡眠有所改善，后仍按原方加减，续服 15 剂，睡眠基本正常。

[原按]

本例情志不畅，以致热邪留恋胸膈，兼夹肝火为患，而有失眠，心烦懊恼，便秘，月经过多诸症。治宜清宣郁热，清肝泻火，养血柔肝，方用栀子豉汤清宣郁热；酸枣仁汤养血安神、清热除烦；芍药甘草汤柔肝缓急。

摘自：朱世增．近代名老中医经验集．俞长荣论伤寒［M］．上海：上海中医药大学出版社，2009：421.

案 2　熊寥笙栀子豉汤案

白某，男，40 岁。

患者失眠 7 个月，曾服用各种中西医安神药，均未获效。诊查：患者诉一身困倦无力，食欲不振，口腻乏味，总觉胸脘痞闷不适，小便黄而短。入夜心烦意乱，辗转床笫，难以入睡，每夜只能睡二三小时，有时竟彻夜不能入睡。切其脉濡数，视其舌苔白腻。辨证：病属湿热阻于中宫，心肾不交之候，宜先治其病，病去则神安入睡，失眠不治而治，若单以宁心安神为治，则劳而无功矣。治法：宜导湿热下行，引水液上升，水火济，阴阳和，病必能愈。拟栀豉汤加味治之。处方：淡豆豉 12g，炒栀子 12g，薏苡仁 15g，杏仁 9g，京半夏 9g，带皮茯苓 18g，川朴 9g，藿香 9g，酒芩 9g，大豆卷 50g，佩兰 9g，鲜荷叶半张。3 剂，每日 1 剂，水煎，分 3 次服。药尽 3 剂，诸恙皆除，能正常入睡。嘱忌食黄酒及醪糟，免再生湿热。

［原按］

栀子豉汤本不治失眠，为治余热留恋胸中之剂。白某失眠证，与栀子豉汤证病机相符，故用之化裁而病愈。栀子苦寒能泻热，主治心中上下一切诸症。黑豆制而为豉，轻浮上行，化浊为清，其性味咸平，和胃，治湿热诸症。王孟英谓栀子豉汤为宣解秽浊之圣药，本案用以治湿热壅阻中宫之失眠，亦赖其宣解秽浊之力。

摘自：董建华．中国现代名中医精粹（2）［M］．北京：人民卫生出版社，2010：9.

案3　李克绍半夏泻心汤案

李某，女性，年约6旬，山东大学干部家属，1990年春失眠症复发，屡治不愈，日渐严重，竟至不眠，每日只得服用安眠药物才能勉强略睡片刻。应邀往诊。按其脉涩而不流利，舌苔黄厚黏腻，显系内蕴湿热，因问其胃脘满闷，并云大便日久未行，腹部并无胀痛。这就是“胃不和则卧不安”，要使安眠，先要和胃。处方半夏写心汤原方加枳实。傍晚服下，当晚就酣睡了一整夜，烦躁满闷等症状都大见好转，又连续服了几剂，终至食欲恢复，大便畅行。

［原按］

《灵枢·邪客》篇云：“厥气客于五脏六腑”，致使“卫气独卫其外，行于阳不得入阴，故目不瞑。”治法是“补其不足，泻其有余，调其虚实，以通其道，而去其邪”。本证心下有湿热壅遏，就是“厥气”内容，尽管半夏泻心汤在《伤寒论》中并未提到有安眠的作用，但是苦辛开泄，消散湿热，就能达到“决渎壅盛，经络大通，阴阳相和”的目的，因而取得“阴阳以通，其卧立至”的效果。

摘自：李克绍，李树沛，姜建国．李克绍医学文集［C］．济南：山东科学技术出版社，2006：972.

案4　张菊人黄连阿胶鸡子黄汤案

杨某，女，入夜昏沉，寤不得寐，寐亦不沉，时有惊惕，左关弦，内风欲动。处方：川连五分，杭芍三钱，黄芩一钱半，陈阿胶三钱，大生地六钱，鸡子黄二个（分两次和入）。服上方夜能安寐，左关仍未平静，右关尚属有力，口热足冷，鼻孔有血。依原方加凉血之品。川连五分，粉丹皮二钱，陈阿胶三钱，黄芩一钱半，白茅根三钱，鸡子黄二个，杭芍三钱，大生地六钱。

［原按］

此案为心肾不交，心火不下交于肾水，反而上克肺金，故咳嗽痰稠，永夜不寐。出入黄连阿胶汤使其心肾相交，病即痊愈。

摘自：张菊人．菊人医话［M］．北京：人民卫生出版社，2006：88.

案5　冉雪峰黄连阿胶鸡子黄汤案

汉口蔡某，下江人，患失眠有年，中西方药不治，近更加剧，至以为苦。若彻夜不寐，翌日即不能食，面色惨白带灰，神形俱困，以业务繁冗，不遑安处。无已，赴武昌休养，并请予诊治，具告所以不寐服药经过状。初不寐，服安眠药有效，久则须多服方效，再久，多服亦不效，词意间深以不能安寐为惧。诊其脉，虚而微弦微数，体瘦神倦，色夭不泽，唇舌过赤，肤熯少津，知其阴精衰竭，燥火燔炽，久病神虚，胆为之馁。因曰：此病无大关系，原可治疗，病源应是心脑不宁，但心理作用，疑虑怵惕，亦大有关，苟果安心静养，处之泰然，服药当自有效。病者曰：我原想睡，其奈不能睡何？予曰：应听其自然，不必想其能睡，亦不必怕其不能睡。病者心中颇觉释然。处方用：吉林参一钱，麦门冬三钱，五味子十二粒，龙骨、牡蛎各二钱，千金黄连丸一钱（系黄连、生地等份为丸），上三药同煎，即以药汁吞丸药，因入城买药回迟，是夜未服药，而患者已熟睡三小时许，后服此方 3 剂，每日睡一时二时或三时不等，总之，每夜都可入睡。续以黄连阿胶鸡子黄汤、朱砂安神丸、酸枣仁汤等，出入加减，调理两月而愈。

摘自：冉雪峰．冉雪峰医案［M］．北京：人民卫生出版社，2006：38.

案 6　俞长荣奔豚汤案

鄢某，女。19 岁。

1988 年 11 月 12 日初诊。平素学习用功，成绩优异，年年考试均名列前茅，惜性格内向，而又好胜。今年 4 月间成绩略逊，自感面上无光，由是耿耿于怀，中午不能入睡，此后又复失眠，伴思绪纷纭，心悸易惊，心烦急躁，甚则欲哭乃安，胸次不舒，健忘，小便黄，大便干结。两个月来月经紊乱（或数月一潮或一月两潮），量少。脉细数，唇舌红，苔黄中微灰。拟为肝郁化火，气火上冲之证。治宜降逆下气，清肝宁神。处方：李根皮 15g，半夏 10g，葛根 15g，黄芩、白芍各 10g，当归、川芎各 6g，北柴胡 10g，百合 15g，甘草 5g。服 7 剂。12 月 3 日因在外地，来信诉：服药后，胸次畅通许多，思虑纷纭减轻，睡眠好转。照前方去柴胡，加知母、麦门冬各 10g，瓜蒌仁 15g。上方服 15 剂，睡眠趋于正常，余症亦见好转，能继续学习，此后仍以奔豚汤为基本方加减，续服 28 剂，睡眠基本正常。1989 年如愿升学。

［原按］

本例因学习紧张，思虑纷纭，以致情绪怫郁，肝郁化火，上扰心神而失眠，故以奔豚汤为基本方调平肝气，加百合以清心安神，柴胡以增强疏肝解郁之功。此外，俞老重视其发病根由，谆谆善诱，劝其放下思想包袱，亦有利于本病的治疗。

摘自：朱世增．近代名老中医经验集．俞长荣论伤寒［M］．上海：中医药大学出版社，2009：416.

案7　刘渡舟小柴胡汤、栀子豉汤案

孙某某，女，60岁。

1994年1月4日初诊。患者近日因情志不遂而心烦不宁，坐立不安，整夜不能入寐，白昼则体肤作痛，甚则皮肉瞤动。胸胁苦满，口苦，头眩，周身乏力，小便涩赤，大便干结。舌绛，苔白腻，脉沉弦。辨为肝郁化火，痰热扰心之证。治以疏肝清热，化痰安神之法。疏方：柴胡18g，黄芩10g，半夏20g，栀子10g，陈皮10g，竹茹20g，枳实10g，炙甘草10g，党参10g，龙骨30g，牡蛎30g，生姜8g，天竺黄12g，豆豉10g，大枣12枚。服药7剂，心烦、口苦、头眩症减，每夜能睡4小时，惟觉皮肤热痛，二便少，舌苔白，脉沉，守方再进5剂，烦止寐安，诸症霍然。

［原按］

《灵枢·营卫生会》篇云："气至阳而起，至阴而止""夜半而大会，万民皆卧，命曰合阴。"言人之寤寐与营卫气血阴阳的循环转运有关，阳入于阴则寐，阳出于阴则寤。今之治不寐一证，多从心神论治，鲜从气机运转角度考虑。殊不知少阳为营卫气血阴阳运转之枢纽，喜条达，恶抑郁，若情志抑郁不遂，使少阳枢机不利，气机不达，则阳不入阴而导致不寐，可伴有口苦、头眩、胸胁痞满、脉弦等肝胆气机不利之证。又气郁日久，必化火伤阴，炼津成痰，痰火上扰心胸，而使不寐加重，烦躁不宁。本案出现肌肤疼痛，瞤动，乃气火交阻，痰热内扰有动风之象，治疗宗"火郁发之""木郁达之"之原则，以疏肝开郁为大法，兼以清热化痰，安神为佐，本方由小柴胡汤、栀子豉汤、温胆汤三方加减而成。用小柴胡汤以疏利肝胆气机，栀子豉汤则清热除烦，温胆汤而化痰安神。俾枢转气活，热退痰化，则一身之气机通利，营卫气血相贯如环，阳入于阴神敛于心肝则人自寐也。

摘自：陈明．刘渡舟临证验案精选［M］．北京：学苑出版社，1996：42.

案8 颜德馨柴胡加龙骨牡蛎汤案

刘某，男，32岁。

患神经官能症10余载，迭进各种镇静药无效，患者入夜难眠，梦遗脱发，头晕耳鸣，胸痞心悸，小溲黄赤，舌红苔薄，脉弦数，证属气郁化火，肝魂不宁。药用：柴胡18g，黄芩12g，法半夏18g，党参18g，煅龙骨30g，煅牡蛎30g，茯苓24g，大黄12g，桂枝12g，生姜6片，红枣10枚。上药共研粗末，每日取27g，水煎服。服至1料后，诸症均减，入夜能睡眠6小时，梦遗亦止；再以原方续进1料后停药，疗效巩固。

［原按］

从气郁论治失眠，主以柴胡加龙骨牡蛎汤。柴胡加龙骨牡蛎汤，取小柴胡之半为主药，以调畅气机，疏肝解郁，升清降浊；辅以苓、桂平冲安神，龙、牡及铅丹镇静定魂；佐使大黄泄热去实；诸药相配，共奏疏肝气，泄郁火，定肝魂，镇心神之功。故柴胡加龙骨牡蛎汤对肝郁化火而症见入夜烦躁，难以入睡，或梦呓频作，或有梦而遗，兼有急躁易怒，头晕目眩，便秘溲赤，舌红苔黄，脉弦数等顽固性失眠者最为适宜，方中铅丹多以磁石或磁朱丸替代，大黄每用制大黄，取其泄热镇惊之效，不堪泄泻者，代以黄连亦佳。

摘自：颜德馨．颜德馨临床经验辑要［M］．北京：中国医药科技出版社，2000：45.

案9 夏仲方柴胡加龙骨牡蛎汤案

吴某，男，41岁。

1962年8月29日初诊。主诉：夜寐入睡难，即使入睡亦常多梦而惊醒，此其一；全身怕冷，遇寒则全身肌肉发紧，但活动后又容易出汗，此其二；胸闷咳痰，痰色灰中带黄，每日咳痰十多口，此其三；近来胃口差，腹气胀，大便日二次，粪质初干后稀，此其四。病者过去患右上肺结核、支气管扩张症、左下肺不张史。脉弦软，右脉偏大，舌淡润，腹肌良好，脐上动悸明显。据其主诉梦惊作为首项，可谓惊烦，遇寒则全身肌肉紧张，神经比较敏感，再加上因痰热而咳嗽胸闷，证属寒热虚实错杂，宜柴胡加龙骨牡蛎汤治之，因其大便稀，故去除大黄。处方：柴胡9g，桂枝6g，白芍6g，半夏7g，炒甘草4.5g，黄芩3g，龙牡各15g，太子参9g，生姜2片，红枣5枚。6帖。

1962年9月6日二诊：服上方梦中惊醒减少，胃口稍增，今日咳嗽，吐痰带血丝少许，左胸满痛，脉弦软，舌苔薄白，脉上动悸如前，拟方前法出入。处方：柴胡9g，桂枝4.5g，白芍6g，半夏9g，降香2.4g（后入），炒甘草3g，龙牡各15g，炮姜4.5g，红枣3个。6帖。

1962年9月12日三诊：服9月6日方两帖后，痰中带血停止，夜眠容易入睡，梦惊也大为减少，咳嗽不多，胸无苦楚，纳好，大便正常。脉弦，舌苔化薄，舌质稍红。因其胸满烦惊基本消除，而咳嗽还有，故以小柴胡汤加味收功。

摘自：陈玉英．中医经方学家夏仲方专辑［M］．北京：化学工业出版社，1990：80.

案10　孔伯华白虎汤、旋覆代赭汤案

袁男，3月18日。肝胃两阳并盛，头痛思冷物，心包络为热邪所扰，遂致失眠，脉盛于两关，治宜镇逆凉化，兼清心邪。石决明一两，黛蛤散一两，首乌藤一两，全瓜蒌一两，龙胆草二钱，莲子心一钱半（朱拌），代赭石一钱半，青竹茹五钱，旋覆花一钱半（布包），杏仁泥二钱，苏子一钱半，生石膏一两（研，先煎），知母三钱，荷叶一个，紫雪丹四分（分冲）。

摘自：刘观涛．中国百年百名中医临床家丛书·孔伯华［M］．北京：中国中医药出版社，2007：32.

案11 姜春华大承气汤案

战某，男，38岁。

初诊：1982年3月4日。连续失眠10余日，彻夜不寐，服大量安眠药无用，痛苦不堪，面红目赤，大便不通多日，舌苔黄厚，脉大。用大承气汤。处方：大黄9g，芒硝6g，枳实9g，厚朴9g。仅服1剂，腑通，当夜酣然入睡。

［原按］

先生说："此属胃家实，腑浊上攻于心，心神受扰而不宁，故不眠。用安神镇静之品，是治标而遗其本，服用大量安眠药无效即是证明。法当去胃腑之实，实祛浊除，心神得宁，自然安寐。"

摘自：姜春华．内科名家姜春华学术经验集［M］．上海：上海中医药大学出版社，2003：54.

案12 蒲辅周酸枣仁汤案

林某某，男，52岁。

1958年11月初诊。心前区绞痛频发，两次住院，心电图不正常，确诊为冠心病。睡眠不好，只能睡3~4小时，梦多心烦，醒后反觉疲劳，头痛，心悸，气短，不能久视，稍劳则胸闷，隐痛。脉沉迟，舌边缘燥，中有裂纹。由操劳过甚，脑力过伤，肝肾渐衰，心肝失调，治宜调理心肝。处方：酸枣仁五钱，茯神三钱，川芎一钱半，知母一钱半，炙甘草一钱，天麻三钱，桑寄生三钱，菊花一钱。5剂。

二诊：服药后睡眠好转，头痛减。脉微弦，右盛于左，舌同前。原方加淡苁蓉四钱，枸杞子三钱。

三诊：睡眠好，心脏亦稳定，未犯心绞痛。脉两寸和缓，两关有力，两尺弱，舌正红无苔。原方去知母、天麻、桑寄生，加黄精四钱，山萸肉二钱，山药三钱。5剂。桑椹膏，每晚服五钱。并制丸药，滋养肝肾，强心补脑，以资巩固。处方：人参三钱，白术三钱，菊花三钱，枸杞子五钱，山药五钱，茯苓三钱，茯神三钱，麦冬三钱，川芎二钱，山萸肉五钱，苁蓉五钱，生地黄一两，黄精一两，酸枣仁五钱，远志二钱，广陈皮三钱。共研为细末，炼蜜为丸，每丸重三钱。早晚各服1丸，温开水送下。

［原按］

本例冠心病，属内伤虚损，先用酸枣仁汤加味调理心肝，病情显著好转。因尺脉虚弱，复诊时，原方加肉苁蓉、枸杞滋补肝肾，病情基本稳定后，以丸药徐服巩固。若不辨认，认为气滞血瘀，而用活血化瘀之剂，则犯虚虚之弊。

摘自：中医研究院．蒲辅周医疗经验［M］．北京：人民卫生出版社，1976：207.

案13　钟耀奎酸枣仁汤案

田某某，男，34岁。

初诊：1991年10月26日。主诉：患者两年来失眠，入睡困难，睡后多梦，经各种治疗均无效果。往往通宵达旦，辗转难眠。虚烦不宁，口干，大便稍硬，胃纳差，精神不济，短气，神疲，怔忡，健忘，易惊，微干咳。诊查：患者面色暗晦，精神萎靡，口唇略干，舌边尖红，苔微薄黄，脉细数。辨证：心阴不足，心神失养，不能下交于肾，肾水不能上交于心，心肾不交，心火独炽，遂产生虚烦、不眠、惊悸、唇红、舌边尖红，脉细数等症。治法：养心除烦，宁神安志。处方：百合30g，知母15g，酸枣仁30g，川芎9g，茯苓12g，炙甘草9g，石斛10g，浮小麦30g，大枣4枚。日1剂，连服4天。

二诊：服上方药后患者自觉虚烦减轻，精神好转，但仍早醒，虚烦，噩梦多，向作怔忡。是因病程较长，且面色不华，属血虚心失所养。故原方改茯苓为茯神，再加丹参30g，柏子仁21g，制首乌15g，酌兼养血宁神。连服药7天，症状大有减轻，以后以此方稍作化裁，1个月后患者已能安然入睡，每晚可熟睡7小时左右，精神爽利，诸症基本消除。

[原按]

《类证治裁·不寐》篇说："阳气自动而之静，则寐，阴气自静而之动，则寐；不寐者病在阳不交阴也"。因此治疗不寐，多要调和阴阳，交通心肾。钟老认为不寐证候多端，往往治疗较难，但多与精神因素和胃不和有关，因此治疗不寐往往借用《金匮》的百合知母汤随证配入，调和百脉，合甘麦大枣汤以调和胃气，对治疗失眠证有一定的帮助。

摘自：董建华，王永炎．中国现代名中医医案精华（五）·钟耀奎［M］．北京：北京出版社，1990：399.

案14 陈金声百合知母汤、栀子豉汤案

许某某，男，29岁。

日夜烦闷不眠，欲卧不能卧，行则前额眩晕，摇摇欲仆，忌见太阳已数月，舌苔白厚，脉细数而尺弱，拟百合病治之，方用：百合15g，知母、山栀子、玄参各10g，淡豆豉6g，日进1剂，3天后病减，原方再进9剂而病除。

[原按]

师见其兼有虚烦不得眠，心中懊恼，反复颠仆之热扰胸膈症，故治除清养心肺外，佐以清宣郁热，方用百合知母汤合栀子豉汤而病除。

摘自：江明英．陈金声名老中医学术思想简介整理［J］．新中医，1986，（11）：8-10.

案15　邹云翔甘麦大枣汤案

杨某某，男，42岁，干部。

1960年3月25日初诊。患者7年来腰府酸痛，尿道灼热，常有乳白色分泌物淌出，有时溲色黄赤或浑浊，并伴有全身关节酸疼。曾经某医院多次前列腺液检查，诊断为“慢性前列腺炎”，使用磺胺类、抗生素和中医补肾清利药，疗效不佳……

4月9日四诊：迭投补肾、理湿、和络之剂，腰部已无明显感觉，小便清晰，尿道无分泌物淌出，全身关节亦不酸痛，唯仍自汗，夜眠不佳，苔色淡黄，脉细，拟方转从敛汗安神，用甘麦大枣汤加味。处方：浮小麦15g，炙甘草3g，大枣4个（切），炒白芍9g，煅牡蛎12g（先煎），龙骨齿各9g（先煎），枸杞子5g，大生地5g，潼沙苑5g，云茯苓5g，朱灯心3尺。

4月14日五诊：药合病机，汗得敛，寐亦佳，腰府舒适，小便清晰，苔脉如常，为巩固计，拟丸方调理。处方：潼沙苑120g，干地黄60g，枸杞子60g，大白芍120g，云茯苓30g，法半夏30g，炙甘草60g，浮小麦90g，鲜荷叶30g，大枣20个，以上研粉，另以龙骨齿各180g，煅牡蛎120g，朱灯心1丈，煎汤水泛丸，如绿豆大小，每次服4.5g，一日两次，开水送下。

［原按］

四诊时除自汗依然，夜寐不佳外，余无明显自觉症状，方用甘麦大枣汤加味，敛虚汗，安魂魄，效如桴鼓。五诊时用补肾养心，稍佐升清降浊之品组成丸方，巩固疗效，以收全功。

摘自：黄新吾，邹燕勤，苏明哲．邹云翔医案选［M］．南京：江苏科学技术出版社，1981：131.

案 16　刁本恕小建中汤案

马某，女，62 岁。

失眠 10 年，始服冬眠宁镇静药有效，后越服越不能眠，加大剂量亦无效。精神紧张，每到夜晚口中念念有词：怎么办？怎么办？上床难眠，致害怕上床，昼夜辗转不安，经多方治疗无效。症见：面色萎黄，精神恍惚，烦躁不安，畏寒，自汗频作，稍动或精神紧张即汗出如雨，顿湿衣衫，四肢困倦，整日欲睡，卧则清醒，或稍有睡意即梦不断，惊恐而醒。食少，腹微满，头发干结而无华，自觉整日头晕。脉弦细而微，舌质淡，苔薄白，初诊先用天王补心丹、酸枣仁汤无效。次诊，思虑再三，改予小建中汤加龙骨、牡蛎、生麦芽，仅两剂烦躁顿减，并能安然而卧，虽仅能入睡 2～3 小时，但患者高兴万分，后守方，稍作加减，服药数月诸症俱除。

［原按］

失眠，西医谓之神经衰弱。用镇心安神之剂何以不效？予养心安神之天王补心丹亦效不佳，何也？细审此证，畏寒汗出，面色萎黄，四肢困倦，脉细舌淡，皆中阳不足之证，烦躁而失眠乃中阳不振，化源竭而气血不足，阴阳失调之过，仲景小建中汤为中焦阴阳失调、气血不足而设，服之中气足，阴阳平。心神得养，则心烦失眠自消。临证详审、细思为取效之要。

摘自：杨殿兴，等．四川名家经方实验录［M］．北京：化学工业出版社，2006：28.

案 17　俞长荣肾气丸案

杨某，男，60 岁。

初诊：1974 年 5 月 9 日。主诉及病史：失眠近 20 年。有时腰、胸、背部有灼热疼痛感，卧时尤甚。头晕，走路有摇晃感，眼涩羞明。大便多软，有时溏泄，小便清长。诊查：脉细数，舌质红少苔。辨证：诊为阴虚阳浮，心肾不交。处方：熟地15g，淮山药15g，茯苓15g，枸杞9g，泽泻9g，丹皮9g，附子6g，肉桂3g（另冲），服上方药10余剂，失眠显著好转，伴症解除。继以六味地黄汤合甘麦大枣汤巩固疗效。1年半后随访，睡眠良好，精神愉快。

[原按]

本例属阴虚阳浮，心肾不交。肾在下而主水，心在上而主火。水欲上济于心，火欲下交于肾，阴阳协调，水火既济，始能相安无事。肾阴虚，心失所养，故失眠、多梦、心烦性急；虚阳上浮，故见头晕、发热；命门火衰，不能温煦中土，故大便多软甚或溏泄。方中肉桂、附子引浮阳下归于肾；泽泻、丹皮、茯苓泻其邪火；熟地、枸杞、山药补肾阴而收敛精气，使肾阳安位则无失眠之患。

摘自：董建华，王永炎．中国现代名中医医案精华（一）・俞长荣［M］．北京：北京出版社，1990：603.

案18　门纯德桂枝甘草汤案

郑某，男，46岁。

初诊日期：1964年4月27日。患者最近3个月来持续失眠，屡治不效，收入院，诊见面色青，双目布满血丝，彻夜不卧，烦躁，在病房四周行走不休，白日喜独自蜷卧，少言少食，脉弦细，舌淡苔少。所服西药甚多，中药如磁朱丸、柏子养心丸、安神丸也屡服，少效。盖失眠一症，无非邪正两端。寐本乎阴，神其所主，神安则寐。或邪袭，或营虚，阴阳失交，则神不安而不寐。此患者既已养阴精，又潜阳定志，缘何不效？细询之，方知其患病前，曾因着雨外感，自己大剂服葱姜红糖汤，得大汗，风寒得解，而不寐旋起。知其气血失和，心气馁虚，疏桂枝甘草汤一料试服。桂枝12g，炙甘草9g。睡前服一煎。次日晨八时，余查房，见其患者正在酣睡，同室人谓其昨一夜安眠。九时半，患者找余问还可服否，遂嘱其再进2剂，以后经调理病愈而出院。

[原按]

仲景桂枝甘草汤，为发汗过多，心下悸之阳伤证设。汗为心液，伤心气则虚，桂枝甘草，甘温相得，取法桂枝汤。但不用姜之辛散，枣之泥滞，芍之酸收，只用桂枝之温，甘草之甘，法在和阳，其效明显。此患者之烦躁，断非痰热，与心中烦、心下有水气而悸者有异，需在辨证上注意鉴别。另曾忆1970年曾治陈某，患结核性胸膜炎，经抗结核治疗，其患大愈。只因体质日弱，动辄出汗，患不寐证，经治，屡不收效，后致每每入夜不眠，坐以待旦，偶有小卧，双手冒汗，证属心液受伤，心阳已弱。亦以桂枝甘草之小方，投石问路，三服而安。说明心液不足，荣卫失调，必然升降失常，欲求阳和，总宜温甘。

摘自：门纯德．名方广用［M］．重庆：科学技术文献出版社重庆分社，1990：21.

案19　曾辅民四逆汤案

蒋某，女，54岁。

初诊：不寐有年，阴阳两虚，养心安神，滋阴潜阳之剂遍服不效，遂来诊。寝食几近于废，时觉上火之症状（如经常起口疮，常觉咽痛等），而购中西成药清火之剂服用。近几日益觉难寐，虽寐亦浅并时间短（2~3小时），手脚心热，身阵阵发热，便干，尿热，舌红有津，边有齿痕，脉沉细数。此阳虚外越之不寐也，以四逆汤加龟板、肉桂、砂仁治疗。处方：附子60g（先煎），干姜40g，龟板20g（先煎），肉桂10g，砂仁25g，炙甘草20g，5剂。

二诊：入睡改善，可熟睡5小时，予原方加重附子、干姜用量。处方：

附子80g（先煎），干姜60g，龟板20g（先煎），肉桂10g，砂仁25g，炙甘草20g，5剂。

三诊：药后已整夜睡眠香甜，余症若失，舌仍淡，脉沉已起。与温补之剂为丸，长服久服善后。

[原按]

阳入于阴则寐，不寐总的病机不出阳不入阴。然导致阳不入阴的原因又各不相同，或因于阳或因于阻隔。具体分析不外阴虚阳浮，相火无制；痰湿、瘀血、水饮等病理产物阻滞不得内入。此例审症求因，即属于虚阳外越之候。认证既准，方药中的，因此效如桴鼓。

摘自：杨殿兴，等．四川名家经方实验录［M］．北京：化学工业出版社，2006：382.

结　语

失眠虚者，以心脾血虚、心胆气虚、阴虚内热为主；实者以痰热、内火、瘀血为多，其中痰阻为最多见。

失眠由热扰胸膈，见心烦懊恼，方用栀子豉汤，兼夹肝火，多见脉弦，治宜合用芍药甘草汤、钩藤等；心血不足，合酸枣仁汤。兼湿热内阻，合藿朴夏苓汤。中焦湿热壅遏，心神不安者，常见脘痞、苔黄腻，脉濡滑，方用半夏泻心汤，本方苦辛开泄，消散湿热，胃气一和，自能安睡。如属胃家实，浊热上攻，宜通腑去实，可选大承气汤。心火不下交于肾水，挟肝火扰神，可见不寐、惊惕、舌红，脉弦数，方用黄连阿胶汤，加生地黄、丹皮。

如因情绪怫郁，肝郁化火，上扰心神而失眠，宜奔豚汤、小柴胡汤、柴胡加龙骨牡蛎汤。兼胸膈郁热者，合栀子豉汤，痰热内蕴者合温胆汤。三方中，奔豚汤侧重养血活血疏肝、清肝和胃。小柴胡汤侧重疏肝清肝和胃。柴胡加龙骨牡蛎汤，取小柴胡汤为主，调畅气机，疏肝解郁；苓、桂、龙、牡平冲安神；大黄泄热去实。

此外，内火引起失眠，尚有肝胃两阳炽盛所致者，孔伯华治以白虎汤合旋覆代赭汤，加石决明、龙胆草等。

思虑过度，阴虚不足，心肝失调，虚烦不安，心悸，气短，胸闷，脉细数，宜酸枣仁汤。阴虚肝郁，可合用百合知母汤、甘麦大枣汤，肾虚加枸杞子、肉苁蓉等。

阴虚阳不得入于阴，则目不得瞑而致失眠，兼见头痛头晕，心慌心悸，宜甘凉甘润，选百合类方、甘麦大枣汤加减，百合类方主要包括百合地黄汤、百合知母汤。

中阳不足，阴阳失调，心神不安，症见失眠，畏寒，舌淡，脉细，宜小建中汤调和阴阳，阴阳平，心神得安，睡眠亦安。临床常合用桂枝加龙牡汤、甘麦大枣汤，增强其肝肾缓急之功。

肾中阴阳不足，心肾不交而失眠，常见头晕、发热，同时由于，命门火衰，不能温煦中土，大便多软。宜肾气丸，补肾阴，安肾阳，使心肾相交，自无失眠之患。

临床上，单纯阳虚也可导致失眠。如心阳虚，心神失于温阳而致失眠者，常见虚烦，舌淡，脉弦细，宜桂枝甘草汤。肾阳虚，阴寒内生，虚阳上浮，宜四逆汤，临床可加龟板潜降上焦伏热。

第二章 精神分裂症

精神分裂症是指具有知觉、思维、情感、认知、行为等多方面的障碍以及精神活动不协调，病程迁延呈慢性化的一类精神障碍疾病。临床表现以思维过程松散，不合逻辑的联想，荒谬的妄想，情感不恰当或平淡，社会功能缺损等为主要症状。本病的诊断主要依靠病史结合精神症状以及病程进展。

精神分裂症属于中医学“癫狂”范畴。本病主要与七情内伤，造成脏腑功能失调，阴阳失于平衡，进一步导致气滞、火郁、痰凝、血瘀等，蒙蔽心窍引起神志失常。其中狂证属阳，多表现为1型急性精神分裂症；癫证属阴，多表现为2型慢性精神分裂症。

案1 孔光一小柴胡汤、小陷胸汤案

徐某，男，26岁。

初诊：1990年11月23日。主诉及病史：两年前精神受到刺激，记忆力骤减，思绪混乱，怕与人交往，常独坐暗屋数小时不起，不能上班半年余。北京安定医院诊为精神分裂症。服镇静安眠药半年效不显。现终日不出门，睡眠不宁，大便不畅（家中长者陪伴看病）。诊查：精神呆钝，面部缺乏表情，低头曲背而坐，问诊困难。面色萎黄，肌肉瘦削。脉弦细，舌红，苔色灰腻。辨证：痰热内扰，心肾不交。治法：清化痰热，调节心肾。处方：半夏10g，石菖蒲8g，远志6g，郁金10g，胆南星10g，枳壳10g，茯苓20g，柴胡10g，桃仁10g，神曲15g，黄连3g，厚朴6g，砂仁8g（后下），竹茹10g。

二诊：1990年12月20日。上方药服二十余剂，舌苔变薄，大便亦畅，问之能答，但语言缺乏逻辑性。近日背起痒疹。脉弦滑，舌尖略红。此属腑气下行，心火随降，但胆热未清。处方：柴胡10g，黄芩10g，半夏10g，枳壳10g，瓜蒌10g，石菖蒲10g，赤芍10g，丹皮8g，茯苓20g，竹茹10g，连翘10g，桃仁10g，焦神曲15g，地肤子10g。

三诊：1991年1月8日。自己前来挂号治病，言语连续，面部表情自然。精神仍差，思绪混乱，失眠善忘，食欲不佳，便软尿黄。右脉较滑，苔白滑。风痰内动，阳明胃气失和。处方：柴胡10g，黄芩10g，半夏10g，枳壳12g，焦山楂15g，瓜蒌20g，杏仁10g，黄连3g，苍术10g，茯苓20g，远志6g，甘草6g。

四诊：1991年9月3日。上方药服用期间病情基本平稳，先后服药50余剂，其间曾与别人发生口角，精神再度收到刺激，数日彻夜未眠，烦闷少语，连服上方7剂渐复。左脉沉细，舌苔薄腻。以上半日班半个月。除痰热，复心阳。处方：远志6g，石菖蒲8g，半夏10g，杏桃仁各10g，甘草6g，茯苓20g，炒山栀8g，陈皮10g，柴胡10g，莲子心8g，夜交藤20g，小麦30g，大枣5枚，竹茹10g，生龙牡各20g。

五诊：1991年9月26日。精神振作，面现光泽，对答自如，食眠亦可，与一年前判若两人。脉细，苔薄腻。处方：茯苓20g，半夏10g，甘草6g，肉桂4g，苏梗10g，石菖蒲10g，远志6g，菟丝子10g，柴胡10g，龙胆草10g，生龙牡各20g，竹茹10g，桃仁10g，柏子仁10g。嘱国庆后恢复整日上班，患者欣然应允。

[原按]

精神分裂症是一种常见的精神疾病，可出现思维、情感、知觉、行为方面等障碍，属于中医学郁证、脏躁、不寐、健忘、虚损等病证范畴。本例证属肝气抑郁、痰气交阻，治以小陷胸合温胆汤为主，解郁化痰，交通心肾，后期又加入育阴清热之甘麦大枣汤、夜交藤、龙胆草、柏子仁，使心肾水火相济而愈。

摘自：董建华，王永炎．中国现代名中医医案精粹（4）［M］．北京：人民卫生出版社，2010：624.

案2　刘渡舟大黄黄连泻心汤案

某司机患精神分裂症，十多天昼夜不眠，惊惕烦躁，怒目视人。病从气恼而起，气火充斥三焦。大便已6日未解，口中臭秽，舌苔黄厚，脉洪大。服大黄黄连泻心汤1剂，平平无奇，又服1剂以后腹痛欲泻，待3剂服尽后，大便泻下较多，烦躁虽有减轻但仍处亢奋状态。于是增加大黄剂量至15g，药后大便畅泻，夹黏滞物甚多，顿时便觉神疲思睡。卧于床上熟睡两天，醒后神志清爽，已复常态。

摘自：刘渡舟．经方临证指南［M］．天津：天津科学技术出版社，1993：55.

案3　王付抵当汤案

马某，男，34岁。

有精神分裂症多年，近因病情发作而前来诊治。刻诊：心胸烦热，失眠多梦，烦躁不安，大便干结，5、6日一次，口唇暗紫，舌下静脉怒张明显，舌质较暗，苔薄黄略腻，脉沉略涩，辨为瘀热扰动心神证，给以抵当汤加味：桃仁12g，大黄9g，水蛭10g，虻虫10g，芒硝3g，黄连15g，朱砂（分3次冲服）6g，生甘草10g。6剂，1日1剂，水煎2次合并分3服，并继续服用西药如安定等。

二诊：心烦急躁明显好转，大便通畅，又以前方6剂，病情基本得以控制，之后，守前方治疗40余剂。为了巩固疗效，复将前方改汤剂为丸剂，每丸6g，每天服2次，又治疗半年余。至今已3年，病证未再明显发作，若欲发作，即服用前方6剂以控制病情。

[原按]

张仲景论抵当汤主治“发狂”，此患者病证表现以烦躁不安为主，辨病机是瘀热内生，导致心神既不得阴血所滋养，又被瘀热所困扰，进而演变为心神不得守藏而躁动，则心胸烦热，失眠多梦；瘀血阻滞经气经脉，导致脉络瘀滞，则口唇暗紫，脉沉略涩，以此而辨为瘀热扰动心神证，用抵当汤泻热祛瘀。方中大黄、芒硝泻热通下；水蛭、虻虫、桃仁破血逐瘀；黄连、朱砂重镇清心安神；生甘草既清热除烦，又解朱砂之毒。方药相互为用，以奏其效。再则，治疗精神分裂症，必须配合西药，以此才能取得最佳治疗效果。

摘自：王付．抵当汤临床应用［J］．中医药通报，2008，(2)：43.

案4 刘惠民大承气汤案

刘某，女，17岁。

1971年1月23日初诊。病史：精神失常两周。半月前，患者精神遭受刺激，开始时，日夜不能入睡，头痛，烦躁，易怒，继之，时而悲伤哭笑，时而骂詈、呼号、打人毁物，闹得全家不得安宁。其堂兄特请来刘老医生处方治疗。刘老医生认为证属气郁痰结，蒙蔽清窍。治宜泻火涤痰调气为法，处方试服。处方：①厚朴12g，槟榔15g，枳实15g，陈皮12g，制天南星12g，大黄9g，神曲9g，木香12g，甘草9g，青礞石15g，玄明粉（分两次服）12g，水煎两遍，分两次温服。②陈皮12g，制天南星12g，生龙骨15g，炒酸枣仁45g，合欢皮18g，枳壳12g，瓜蒌15g，生代赭石18g，百合15g，栀子12g，神曲12g，钩藤15g，青礞石15g，灯心草2g，水煎服。煎服方法同前。另琥珀2.4g，朱砂1g，共研细粉，分两次冲服。先按处方①服药一付，令泻四五次，以清泻痰火，再换服第二方，以清肝化痰，养心安神。2月24日家属来述：服第一方后，泻下7次，次日开始服第二方，连服3付，休药1天，又服3付，精神完全恢复正常。

摘自：戴岐，刘振芝，靖玉仲．刘惠民医案［M］．济南：山东科技出版社，1978：261.

案5 门纯德瓜蒂散案

薛某，男，34岁。

患精神病，半年后发展成为“狂躁型”。患者时而狂躁妄言，登高弃衣，不避亲疏，时而吼叫怒骂，狂奔乱跑，哭笑无常。脉象滑数而无力，舌尖红，苔黄腻。此为痰火上扰，蒙蔽心神。随疏以瓜蒂散加减。甜瓜蒂3g，赤小豆2g，郁金6g。捣为细末过箩，令其次日晨，温开水冲服。约服后两小时，患者烦满不适，涌出大量黏性很强的顽痰。吐后精神疲惫，狂躁顿减，安睡两日。余又以自拟活化汤、温胆汤加胆南星调治月余而告愈，至今已15年未复发。

［原按］

本方立意在涌吐顽痰，清心解郁而开窍，故在仲景“瓜蒂散”的基础上又加入味苦性寒的郁金，以行气解郁，清心开窍，祛化痰浊，从而起到了助瓜蒂去除实热顽痰之功，使久蔽之心胸得以开阔而心神得宁，胸阔得畅则癫狂、烦躁、痞满自除。

使用注意：本方苦寒有毒，易伤人体正气，若素体虚弱，实热之象不重，以及痰涎不在胸膈者，禁用。

摘自：门纯德．名方广用［M］．重庆：科学技术文献出版社重庆分社，1990：69.

案6 姚昌礼防己地黄汤案

马某，女，34岁。

初诊：1984年5月2日。主诉及病史：患者素有神经衰弱，月前因与人争吵，遂哭笑无常，昼夜不寐，头痛头晕，周身疼痛，曾在当地卫生院肌内注射安定针，口服氯丙嗪无效来诊。诊查：精神抑郁，目光呆滞，白眼布满红血丝，大便四日未行，口干欲饮，舌红苔黄厚，脉弦数。辨证：肝郁化火，心阴内耗，阴阳失调，神不守舍。治法：滋阴降火，养心安神，通调阴阳。处方：汉防己10g，桂枝10g，防风10g，生地黄15g，独活10g，珍珠母30g，白芍15g，合欢花15g，生百合30g，钩藤15g，紫石英15g，夜交藤15g，炙甘草6g，大黄9g，青皮6g，以上4剂。

二诊：上方药服1剂，大便通畅；服2剂，哭笑止；4剂诸症悉减。为巩固疗效，守方大黄减至6g，续服药5剂告愈。后以天王补心丹调理月余，随访多年未见复发。

[原按]

精神性神经官能症属于“不寐”“郁证”“脏躁”等范畴，多因思虑抑郁伤及心肝，日久心血被耗，肝阴不足，肝阳上扰，阴阳失调，神不守舍，而诸症丛生。正如《景岳全书·不寐》中“真阴精血不足，阴阳不交而神不安其室耳”之说。防己地黄汤出自《金匮要略》，历代医籍注释颇少，临床运用亦鲜见。防己、生地黄、防风、桂枝、甘草诸药配伍，共奏滋阴柔肝、养血安神、疏郁散结之功，用于治疗精神性疾病疗效颇佳。本例方中加紫石英、珍珠母、百合、夜交藤等以潜阳安神；青皮、合欢花以疏气解郁；桂枝、独活配伍通调阴阳，有清散疏解之功。独活一味，近代药理研究表明有镇静安神之效。诸药合用，颇中病机，收效良好。

摘自：董建华，王永炎．中国现代名中医医案精粹（4）［M］．北京：人民卫生出版社，2010：740．

案7　丁德正防己地黄汤案

宋某某，女，25岁。

1979年3月5日入所。患者发病于1971年5月，少眠，多动，语无伦次，狂躁异常。诊为精神分裂症青春型，经多方治疗，时轻时重，迄未痊愈。近年来，狂象虽减，但痴痴癫癫，秽浊不知，随地便溺。问之多不答，答亦多非所问。胡行乱走，间或妄笑，独语不休。且喜时搔头部，剃光之头皮被抓得血迹斑斑。诊查：患者身肢拘强，面容消瘦惨白，双颊微红，脉洪大无力，舌质红，干而少津。综观脉症，显属狂久火盛伤阴，阴血不足，风邪入侵，扰及神明。处以防己地黄汤。服10剂，独语妄笑略减，夜能稍眠，胡乱游走，呼之能止。又服20剂，疾瘳约半。又服20剂，神情、言行皆恢复正常，已参加工作。

[原按]

①防己地黄汤原方中生地黄量为“二斤”“蒸之如斗米饭久”。据临证经验，以“甘重于苦”之干地黄150g为妥，多则服后心烦，少则难收滋阴养血之效。并改蒸法以浓煎，法虽简而其效相同。②此方“治病如狂状妄行，独语不休”，其具体脉症，仲景仅提到“无寒热，其脉浮”。“无寒热”者，无寒热之象也，“其脉浮”者，因此方之主症病机乃血虚而邪并于阳，故其脉当见浮象，但必浮而无力。另据余多年体会及家传经验，其他可见之脉症有：脉虚数，或细数或洪大无力；舌质红，干而少津无苔；烦躁难寐，渴不多饮，身肢拘强，头皮发紧，体表瘙痒等。③此方以少量祛风药置于大量养血剂中，侧重扶正而轻寓祛邪，堪称“血虚生热，邪并于阳”之佳方。然对于非“风邪所伤”，由真阴不足，营血郁热，逼及神明而致之证，施之收效亦著。何也？经云：“火郁发之”，张景岳释之曰：“凡火所居，其有结聚敛伏者，当因其势而解之、散之、升之、扬之。”故于重剂益阴清热、养血固本之同时，佐以少量祛风之品，借其轻清升散之性，可使郁热得泄，扰逼神明之危迅解，不安神而神自安，不治狂而狂自愈。

摘自：丁德正．用防己地黄汤治疗精神病的验案与体会［J］．河南中医，1984，

(5)：31.

编者注：丁德正防己地黄汤制药方法为：取防己 3g，桂枝 9g，防风 9g，甘草 3g，置容器内，用黄酒（也可用不低于 60 度的白酒）浸渍 12 小时左右，然后将药捣烂，加开水 150ml 滤汁，将汁绞出，再取生地 150g，置铜器或陶质药罐内，浓煎取汁两煎混匀，然后兑入上四味所绞之药汁，混合分早、中、晚 3 次温服。

案 8　周康四逆汤案

女，未婚，27 岁，工人。

1972 年起经常发呆闷睡、自言自语、痴笑乱跑而于 1973 年 10 月首次入院，精神检查：接触不佳，偶有幻听及无故冲突，思维贫乏，诊断为精神分裂症。经用氯丙嗪、奋乃静等治疗，于 1974 年 1 月病情缓解而出院，不久即参加工作。但自动停药 2 年后，病情又见反复。痴笑、窥镜、生活被动、整日呆滞、不与人接触、常喜闷睡，虽热天亦不知洗澡换衣，有时又无故打人，如此持续半年，遂于 1978 年 12 月再度入院。体格检查阴性。精神检查：情感明显淡漠，毫无意志要求，思维极度贫乏，每日三氟拉嗪 80mg，氯丙嗪 400mg，连续 2 个月毫无效果。生活疏懒，语言极少，孤独被动、情感淡漠如前，对外界毫无关切，呆滞嗜卧，动作减少，乃改用中药温阳兴奋法治疗。处方为附子 18g，肉桂 12g，干姜、巴戟天、淫羊藿、仙茅、苁蓉、锁阳各 18g，炙甘草 12g。

20 剂后，毫无起色，乃改用附子 30g，肉桂 15g，余药同前。

7 剂后稍见好转。情绪微见活跃，面带笑容，孤独改善，能主动同其他病员交谈，但毫无自知力，有时犹可见呆滞嗜卧现象。乃更改处方为附子 60g，肉桂 30g，干姜 30g，甘草 15g，减去巴戟天、锁阳、淫羊藿、仙茅、苁蓉等药。

14剂后，仍进度不大，经酝酿思考，患者服辛热壮阳剂至今，虽进步不理想，但亦无不良反应出现，为此认为可试增附子剂量，或可见顿挫之效。遂将附子调整为120g，肉桂30g，干姜30g，甘草15g，以求突出主药之作用。

连服1个月，孤独退缩、疏懒嗜卧等情况即消失。以后一度出现情绪波动，喜笑，易激惹现象，遂改用活血化瘀之达营丸进行调理，病情即见稳定，自知恢复。于1979年8月病情显著改善出院。休息1个月后，恢复轻便工作。随访半年，情况始终良好。

[原按]

此类患者之疏懒嗜卧，脉象虚弱，与《伤寒论》少阴病提纲所云“少阴之为病，脉微细，但欲寐也”有所类似，近贤恽铁樵曾云：“凡见不足者，即是少阴”（《药庵医学丛书》），在此理论的启示下，我们遂进而将上述一类患者之临床尝试，仿少阴病论治，以少阴病正方四逆汤，扩充加入大量辛热温肾之品，大壮其元阳，兴奋其功能。经初步应用后，获得较满意之效果……再论本方之方义，无疑以壮阳为君，除桂、附、干姜等阳药而外，又因肾为先天之本，而臣以巴戟、仙茅等温补肾阳之品，佐以熟地、龟板，纠其独阳不长之偏，使以炙甘草，以补心力之不足。

摘自：邢斌．危症难病倚附子［M］．上海：上海中医药大学出版社，2006：402.

结　语

精神分裂症的治疗当分急性期、慢性期、维持期。一般急性期多以火郁为主，兼夹痰、瘀；慢性期、维持期多因正气不足，气机不调，阴虚内热而致心神不安。依据患者表现出的不同症状，采用经方辨证论治。

情志所伤，肝郁化火，内扰神志所致精神分裂症，宜选用小柴胡汤，小柴胡汤调节气机，佐以龙骨、牡蛎镇惊。痰热内盛者合温胆汤，解郁化痰。

三焦火毒内盛，扰乱心神，宜大黄黄连泻心汤。

瘀热内阻，导致心神既不得阴血所滋养，又被瘀热所困扰，可发为癫狂，兼见口唇暗紫，脉沉涩，宜抵当汤泻热祛瘀。临证可加黄连、朱砂重镇清心安神。

阳明腑实，痰火搏结，上迫神明病情急迫者，可选用大承气汤合礞石滚痰丸。

精神分裂症属于实热顽痰蒙蔽心窍，阻塞胸膈，宜瓜蒂散，门纯德加郁金，三味药物为散服。本方有涌吐顽痰开窍之功。

病属血虚阳浮，症见烦躁难寐，渴不多饮，身肢拘强，头皮发紧，体表瘙痒等，舌质红，干而少津，无苔，脉浮而无力，或脉虚数，或细数，或洪大无力，可使用防己地黄汤治疗。

精神分裂症日久，常见虚寒之象，如临床见孤独退缩，呆滞少动，情感淡漠，思维贫乏，苍白无神等，此时宜温阳散寒，方用四逆汤加味。

第三章 抑郁症

抑郁症是一种常见的精神情感障碍。表现为抑郁心境，兴趣缺失，负罪感或自我价值评价降低，睡眠或食欲障碍，精力下降，注意力不集中等。本病的诊断主要依靠病史、症状和相关抑郁症量表。

抑郁症属于中医学“郁证”范畴，多由七情不舒，气机郁滞所致，病程渐久，可以生痰、瘀血、化热。郁证的发病多有脏气不足的基础，常见心脾不足，日久肝肾亏虚逐渐明显。

案1 何任四逆散、甘麦大枣、栀子豉汤案

患者，男，29岁。

初诊时间：2008年11月13日。患者自初中始与其父亲关系紧张，情绪压抑，高考后离家求学，情绪方舒展。5年前大学毕业回家参加工作，仍时常与父亲发生冲突。2年半前开始出现烦躁失眠等焦虑症状，并逐渐加重，西医诊断其为“抑郁症”。近日精神疲软，走神多思，少腹作痛，故前来就诊，观之舌下静脉紫黯，治拟祛瘀为先。处方：当归10g，赤芍20g，生甘草10g，川楝子10g，生地黄20g，川芎10g，枸杞子10g，红花6g，桔梗9g，川牛膝10g，焦山栀10g，淡豆豉10g，泽兰15g，淮小麦40g，红枣30g。

复诊时间：2008 年 11 月 27 日。患者以上方服用 14 剂后，焦虑症状明显减轻，自述仍有小便次数多等，四肢扪之发凉，原方加柴胡 10g，枳实 10g。

三诊时间：2008 年 12 月 25 日。患者上方服用 1 个月余，四肢转温，夜间睡眠明显改善，唯少腹仍时有胀滞及大便溏薄。观之舌下静脉紫纹转淡，拟益肾补气、安肠胃以巩固治疗。处方：生地黄 30g，茯苓 30g，炒牡丹皮 10g，山萸肉 10g，山药 30g，泽泻 10g，太子参 30g，川厚朴 10g，白术 10g，苍术 10g，生甘草 10g，黄连 3g，桃仁 10g，砂仁 6g，大腹皮 10g，淮小麦 30g，红枣 30g。每日 1 剂，每剂 2 煎，上下午分服，服 14 剂，嘱其放松心情，亦需与家人相互体谅。半年后随访，谓诸症皆不复发尔。

[原按]

何任教授对于妇女更年期出现的心烦不眠、情志不舒等轻证，用方亦以甘麦大枣汤为主，偏阳气郁滞者，配合四逆散；偏阴虚潮热者，辅以百合地黄汤。此法用药平和，既有良好的疗效，又不以峻烈之剂损伤正气，值得临床医生借鉴。

摘自：范雁沙．国医大师何任治疗精神类疾病经验［M］．中华中医药杂志，2011，(1)：91.

案 2　顾武军小柴胡汤、百合地黄汤、甘麦大枣汤案

某女，53 岁。

2005 年 3 月 26 日初诊。患者咽喉不适、气道不畅伴有胀感 1 年余，常情绪急躁易怒、悲伤欲哭，曾有自杀念头。既往有慢性胆囊炎、慢性胃炎病史，右肩背放射痛。诊见：咽喉两侧有堵塞感，伴胃脘不舒，嗳气则舒，舌淡、苔白少津，脉弦。证属肝强脾弱，肝脾不和。治以疏肝理气，方以小柴胡汤合百合地黄汤、甘麦大枣汤加减。处方：百合、小麦各 30g，

生地黄、蒲公英各15g，柴胡、茯苓、刀豆、葛根、紫苏叶、紫苏梗、八月札、娑罗子各10g，桂枝、厚朴、法半夏、炙甘草各5g，红枣5枚。每天1剂，水煎服。连服28剂，自觉心情舒畅，咽部亦较前舒利，唯见气逆、嗳气，易疲劳，舌淡、苔薄白，脉弦。仍宗原方增减，加山茱萸15g补益肝肾，继服20剂以调理善后。

[原按]

小柴胡汤具有和解少阳枢机之功，疏利三焦，条达上下，宣通内外，和畅气机，主治少阳枢机不利证，百合地黄汤滋阴安神，甘麦大枣汤则养心安神。顾老师临证常用三方加减治疗抑郁症，每获良效。本例患者诊为抑郁症，病机乃肝郁脾虚，痰气郁结，故以小柴胡汤和解少阳，宣畅气机；百合地黄汤滋阴安神；甘麦大枣汤补益心脾，安神宁心；酌加桂枝通阳透达；茯苓健脾安神；厚朴行气解郁，化痰散结；紫苏叶、紫苏梗、刀豆、八月札、娑罗子理气和胃降逆；葛根、蒲公英清热解毒。三方合方加减，使肝气舒，脾气健，气顺痰消，诸症自愈。

摘自：刘敏，吴承峰．顾武军教授临证运用经方治验举隅［J］．新中医，2006，(3)：69-70.

案3　郝万山柴胡桂枝汤案

管某某，女，42岁。

1994年4月16日初诊。患者因心情抑郁、头晕头痛5个月，加重3个月，由家属陪同来就诊。5个月前，因不明原因的疲劳无力，反应慢，完不成工作而心情郁闷，并常有自责自疚感。后渐见头痛，失眠，早醒，醒后懒床难起，甚至至午仍未起床，食欲不振，疲乏无力，四肢麻木，肩背疼痛或窜痛，时而觉酸痛如压重石，对周围事情失去兴趣，至就诊时已逾3个月不能正常工作及料理家务，因痛苦不堪忍受，时时有自杀念头。在某精神病院诊为精神抑郁症，用抗抑郁药后，出现眩晕、口干、恶心等反应，遂拒绝服药。现症见两目呆滞、愁容满面、端坐不动、问而不答。病情由家属代述。且手足冰凉、脉细小而弦而数，舌体胖大，舌质暗淡，舌苔白厚腻。西医诊断：躁狂抑郁性精神病，抑郁型，重证。中医诊断：郁证，辨证为心胆阳虚，脑神失养，肝虚气郁，神窍痰蒙。治疗即用温补心胆，舒郁涤痰之法。方用柴桂温胆定志汤和西药多虑平。中药处方如下：柴胡、黄芩、桂枝、赤白芍、半夏、生姜、陈皮、枳壳、竹茹、远志各10g，茯苓20g，人参5g，菖蒲6g，炙甘草6g，大枣5枚，水煎两次，分两次服，每日1剂。用药后3日，头痛身痛已减，用药5日，上午可起床活动，食欲不振好转，不再想死。用药后4周诸症已得到控制。此时中药去菖蒲、远志，以太子参易人参，桂枝减量，隔日服1剂，继服两周。用药6周后已可正常上班，停服中药。多虑平逐渐减量，每减25mg维持5天。约4周后以维持量12.5~25mg继续服4周停药。随访至今无复发。

［原按］

郝教授认为本病的病机为心胆阳虚，脑神失养，肝气郁结，神窍痰蒙。治以温补心阳，涤痰醒神，疏解肝郁之法。方用柴胡桂枝汤、温胆汤、定志小丸等合方化裁，名以柴胡温胆定志汤，临床应用，每多效验。

摘自：贯春节．郝万山教授治疗精神抑郁症的思路与经验［J］．光明中医，2001.16（3）：54.

案4　聂惠民柴胡加龙骨牡蛎汤案

褚某，女，50岁。

1989年11月30日初诊。病两月，失眠不寐，入睡困难，甚则通宵不眠，精神压抑，心烦意乱，思虑纷纭，时有悲哀欲哭之况，不思饮食，周身乏力，头晕微痛，喜静恶声。经检查后，外院诊为抑郁症。服药效不显，要求中医治疗。脉沉弦，苔薄白，根部淡黄，舌质略红。证属肝郁气滞，扰及心神，而致郁证。拟解郁安神法治之，疏柴胡加龙骨牡蛎汤化裁。处方：柴胡10g，黄芩10g，法半夏10g，炙甘草3g，茯苓12g，党参12g，生龙牡各30g，大枣5枚，百合15g，远志10g，琥珀粉3g（冲服）。服药7剂，每晚可睡5~6小时（已停安眠药）。守方调理两周，睡眠正常，精神好转，恢复工作。

摘自：聂惠民．聂氏伤寒学［M］．北京：学苑出版社，2002：434.

案5　仝小林小陷胸汤案

李某，男，31岁。

2009年3月11日初诊。主诉：情志抑郁，心烦易怒7年。患者7年前因工作压力大，事业受挫，并受惊吓，闭门不出3个月，后出现情志抑郁，心烦易怒，体重增加至110kg。现不愿与人交流，闭门不出，待业在家。刻诊：患者精神萎靡不振，疲乏无力，气短声低懒言，咳嗽，咳大量黏痰，时咳痰不畅而胸闷憋气，大便时干时稀，入睡难，不易醒，睡不解乏。纳食可。情志抑郁不舒，心烦易怒，口干渴甚。舌质红绛，苔黄厚腻，舌底瘀。曾诊断为抑郁症，服用丙戊酸钠抗抑郁、盐酸西布曲明胶囊等减肥药3年余，未见好转，体重仍增加。西医诊断：抑郁症；肥胖症。中医诊断：郁证；肥胖症。证属气郁痰阻，痰热伤阴。予小陷胸汤合白金丸加减。药物组成：黄连30g，清半夏15g，瓜蒌45g，郁金30g，白矾9g，生牡蛎（先煎）120g，桃仁15g，酒大黄（包煎）9g。日1剂，水煎2次取汁300ml，分早、晚2次服。并嘱家人对患者进行心理疏导，鼓励其参加户外活动。

2009年4月27日复诊，患者服上方40余剂，体重减少5kg。咳痰明显减少，睡眠改善，睡眠质量好转。乏力减轻，精神好转。纳食可，大便每日1次，通畅。上方加茯苓30g、生白术30g、佛手30g。后以此方为基本方继服1年余，体重减轻20kg，已能出门与人交流，正常工作。

[原按]

患者以“情志抑郁、心烦易怒”为主诉，有明显情志诱因，并表现为严重的肥胖症，源于抑郁症所致诸症，《丹溪心法》指出：“郁者，结聚而不得发越也。当升者不得升，当降者不得降，当变化者不得变化也。此为传化失常。”患者以气郁为诱因，发展为痰郁、火郁、血郁。气郁表现为情志抑郁不舒、气短声低懒言、胸闷；痰郁表现为肥胖、痰多、苔黄腻；火郁表现为心烦易怒，为肝郁不疏、气郁化热、热扰厥阴所致，并有舌红苔黄的表现；血郁表现为舌红、舌底瘀滞。患者以气郁为先，当条畅气机为法；又以痰郁为主，当祛痰诸法，可燥痰、化痰、清痰、泄浊；又有火热之象，火与痰结，当清热祛痰；火热伤阴，当选滋阴而不生痰之品；又兼见瘀郁，则当佐以活血化瘀之用，且行血以助气运，以防血行缓慢则易致痰生痰聚之弊。处方当仿越鞠丸之效而面面俱到，使气血冲和，则病不生焉。小陷胸汤为清热涤痰之首选方，又辛之半夏配味苦之黄连，为张仲景辛开苦降常用药对，辛开苦降以调畅气机。瓜蒌为行气之品，又有通腑泄浊之效，与酒大黄相伍，使腑气通则气机调畅。白矾配郁金名为白金丸，有行气开郁、燥痰化瘀之功，仝教授常用此药对治疗痰证、郁证，每收佳效，二药相合，能开郁化痰，条畅气机，通达情志，凉心安神。生牡蛎咸寒质重，生用以滋阴，质重以潜阳安神。桃仁、酒大黄为去血郁之常用药对。复诊疗效明显，气机舒畅，凝痰有所减轻，故加强健脾化痰之功，予生白术、茯苓健脾益气以绝痰源，佛手疏肝理气，行气开郁。

摘自：周强，赵锡艳，逄冰，等．仝小林应用小陷胸汤临床验案4则［J］．河北中医，2013，(3)：330.

案6　王付黄连阿胶汤、酸枣仁汤、四逆散案

贾某，女，39岁，郑州人。

有10余年抑郁症病史，经常服用中西药，可未能达到有效控制病情，近因病证加重前来诊治。刻诊：心烦急躁，失眠多梦，健忘，心神不定，苦思冥想，表情沉默，少言寡语，舌质红，苔薄黄，脉细略数。辨为虚热夹郁证，治当清热育阴，行气解郁，给予黄连阿胶汤、四逆散与酸枣仁汤合方：黄连12g，黄芩6g，白芍12g，鸡子黄2枚，阿胶9g，柴胡12g，枳实12g，酸枣仁45g，知母6g，茯苓6g，川芎6g，炙甘草12g。6剂，每天1剂，水煎服，每日分3服。

二诊：心烦急躁好转，以前方6剂。

三诊：心神不定减轻，以前方6剂。

四诊：失眠多梦好转，以前方6剂。

五诊：心情好转，以前方6剂。

六诊：心烦急躁、失眠多梦基本解除，以前方6剂。

七诊：诸症明显减轻，以前方治疗150余剂，身心状况良好。随访1年，一切尚好。

[原按]

根据心烦急躁、健忘辨为虚热内扰，再根据表情沉默辨为气郁，因苦思冥想、少言寡语辨为心神郁滞，以此辨为虚热夹郁证。方以黄连阿胶汤清心除烦，补血育阴；以四逆散疏肝解郁，调理气机；以酸枣仁汤养心安神，清热除烦。方药相互为用，以奏其效。

摘自：王付．黄连阿胶汤合方临床运用札记［J］．中医药通报，2012，(3)：26.

案7　裘沛然炙甘草汤、桂枝甘草龙骨牡蛎汤案

张某，女，30岁。

初诊日期：2006年1月26日。因情志抑郁、失眠2年，加重月余而就诊。患者2年前患皮肤湿疹，久治未愈，导致精神紧张、忧愁、失眠，

当地医生诊为抑郁症，口服抗抑郁西药（具体用药不详）3个月好转，停药后6个月复发，继服抗抑郁药6个月未明显缓解，于2005年12月症情反复、症状加重，失眠严重。慕名到上海，手捧《裘沛然医论集》一书到裘老门诊处求诊。刻诊：心悸、胸闷，精神易紧张，情绪低落，夜寐不安，仅能睡眠2~3个小时。经当地中医治疗后能安睡4~5个小时，并伴有神疲乏力，眩晕头胀，纳食不馨，月经愆期，40~50天经行1次，量少，大便正常。舌边尖红，苔薄，脉细少力。此肝气郁结，郁而化热，心失所养。治宜益气养阴、疏肝解郁、清心安神。处方：炙甘草18g，桂枝18g，麦门冬18g，西红花（后下）1g，黄连9g，生地黄30g，生龙骨30g，生龙齿（先煎）30g，生牡蛎（先煎）30g，常山9g，茯苓12g，茯神12g，郁金15g，党参18g，生姜6g，大枣7枚。水煎服，每日1剂，服7剂。嘱心情放松，生活有规律，每天散步活动，避免劳累。

二诊：2月9日。服上药7剂，睡眠质量明显好转，每晚可入眠6小时左右，精神逐渐振作，信心大增；仍有心悸、胸闷，容易紧张，偶有恐惧感，舌边尖红，苔薄，脉细。上方去郁金，加煅磁石（先煎）30g，川芎15g，桂枝改为20g。水煎服，每日1剂，服14剂。

三诊：2月23日。服14剂后夜寐转佳，仍有精神紧张感，神疲乏力，舌黯红，苔薄，脉细。上方续进14剂。

四诊：3月4日。夜寐时好时差，仍有心悸和恐惧感，倦怠乏力，纳食欠馨，经期已过40天，未见经汛，舌暗红，苔薄微腻，脉细少力。处方：野山人参1g，生牡蛎（先煎）30g，生龙骨30g，生龙齿（先煎）30g，藿香15g，紫苏梗15g，阿胶（烊冲）9g，炙甘草20g，川桂枝24g，生地黄30g，常山10g，麦门冬18g，五味子9g，广郁金15g，益母草30g，丹参20g，淡干姜15g，生姜4.5g，大枣7枚。再服14剂。

五诊：3月19日。神疲乏力明显改善，行走明显感觉轻松，恐惧、紧张心理进一步好转，心悸亦较前大为改善；近有干咳，寐中有恶梦，偶有胸闷不适，纳食一般。药后7天经汛至。舌黯红，苔薄，脉细较前有力。上方去龙骨、龙齿、五味子、藿香、紫苏梗，加云茯苓15g，全当归18g，川芎15g，酸枣仁20g，细辛9g。服7剂。经2个月中药治疗，抑郁症已基本治愈。因月经失调，经期衍迟，婚后3年未孕。故治宜调经补肾、益气养血、疏肝解郁为主。

[原按]

郁证多由情志不舒，气机郁滞而致病，以心情抑郁、情绪不宁、胸腹满闷、胁肋胀痛，或容易紧张、焦虑忧愁，易怒易哭，或咽中似有异物梗阻等为主要症状。郁证属于心理疾病，躯体症状繁多，用药难以速效。加上患者往往对疾病过于恐惧，或悲观失望，使症情更为复杂，加重了患者的心理负担。治疗这类疾病，裘老强调在用药的同时，一定要帮助患者解决其心理问题，所谓“治郁先治心”，所以一边要强调坚持服中药，一边要耐心劝导，嘱其放宽心，此病并不难治，只要医患配合好，一定能够治愈的，医生要非常有信心地表明此病一定能治好，此举非常重要，能为患者建立信心和决心，加之用药对证，多能取效。根据本患者的症情，治以益气养阴、养心安神的炙甘草汤加减为主方，裘老指出：炙甘草（20g）与桂枝（24g）用量大。若用量小则疗效欠佳，效果不显著，加用常山，取其有镇静安神之功，此乃裘老的经验和特长。第二诊以后，加灵磁石是增强养心安神之力，加川芎取活血理气之效，加用阿胶与益母草配合，是重在养血调经，加用野山人参意在大补气血，加细辛为治咳嗽之良药。本患者前后治疗2个月，抑郁症完全治愈，患者心情怡悦，精神振奋，寐安纳佳，生活正常。久未见面的亲朋好友遇见她，都称赞道与以前是判若两人。抑郁证愈后裘老又为她调经养血治疗近1年，月经恢复正常。2007年9月获悉已有身孕，2008年5月生子，现母子均健康。

摘自：李孝刚．裘沛然临证验案举要［J］．辽宁中医杂志，2008，35（9）：1406.

案 8　王庆国麻黄附子细辛汤、甘麦大枣汤案

霍某，女，47 岁。

2010 年 12 月 21 日初诊。患抑郁症，服抗抑郁西药（名称不详），但效果不佳。刻诊：心悸胆怯，胸闷不舒，情绪低落，健忘失眠，前胸后背汗出多。有哮喘、过敏性鼻炎、肺结核病史，外用激素喷雾剂控制。舌紫暗、苔白厚腻，脉弦紧。王老师辨为痰瘀互阻，气机不通，阳气不能振奋，处以麻黄附子细辛汤、生脉散合甘麦大枣汤加减。药用：炙麻黄 8g，制附子 8g，细辛 3g，黄芪 15g，生晒参 10g，麦冬 20g，五味子 10g，干姜 8g，当归 10g，紫苏子 10g，（炒）杜仲 10g，山茱萸 20g，白芍 15g，夜交藤 20g，煅牡蛎 12g，炒黄芩 10g，浮小麦 30g，炙甘草 30g，大枣 30g。7 剂，水煎服，每日 1 剂。

12 月 28 日复诊：患者自诉心胸畅快，汗出亦减少，但脚凉依旧，睡眠差，大便不爽。舌暗紫、苔黄厚腻，脉沉紧。原方既效，制附子加至 15g，上方加炒酸枣仁 10g、石菖蒲 10g、郁金 10g 以宣郁开窍，养心安神。继服 14 剂，诸症大减，心情开朗，嘱患者继续服药 2 个月余，病情稳定。

［原按］

本案患者胸闷不舒，舌紫暗、苔白厚腻乃阳气不振、气机阻滞之典型证候，温振阳气、宣通气机乃治疗本病之第一要义，故而首选麻黄附子细辛汤。同时佐以黄芪、生脉散以补气养阴，配以甘麦大枣汤养心安神、润燥缓急。方中以小麦养心安神，甘草、大枣润燥缓急，故对心失所养，精神失常之情绪低落、心烦起急诸症有较好疗效。王老师体会，浮小麦、炙甘草必须重用至 30g 以上方能起效，否则不易见功，确属临证经验之得。

摘自：刘敏，闫军堂，郭少英．王庆国运用麻黄细辛附子汤经验［J］．中医杂志，

2012，53（9）：790.

结　语

抑郁症常由情志不和、肝气郁滞起病，故疏肝解郁安神为主要治法。随着病情发展，郁结加重，虚象渐露，可选择相应经方随证治之。

抑郁症见肝气郁滞，情志不舒，心烦不眠，方用甘麦大枣汤合四逆散。何任认为此法用药平和，既有良好的疗效，又不以峻烈之剂损伤正气。阴虚者合百合地黄汤。

抑郁症肝郁脾虚，痰气郁结，宜小柴胡汤、柴胡加龙骨牡蛎汤。二方有和解少阳枢机之功，临床也可合百合地黄汤滋阴安神，甘麦大枣汤养心安神。

抑郁症患者常见精神倦怠，太息，恶寒，四肢不温，舌嫩胖，苔薄白，脉弦无力，可用柴胡桂枝汤，和解兼温通。郝万山常合用温胆汤清热化痰，定志丸安神定志。郝万山认为方中黄芩、竹茹不宜轻去，本证虽见阳虚、气郁、痰郁，痰郁易生火。此外，当抑郁基本得到控制，舌质转为红活时，可去菖蒲、远志，人参易以太子参、党参，桂枝减量，以防阳复太过，转为躁狂。

气郁发展为痰郁、火郁，表现为情志抑郁不舒、胸闷、痰多、心烦易怒、苔黄腻，宜小陷胸汤。痰重者合用白金丸（白矾、郁金）。

郁热伤阴者，常见心烦急躁，可选用黄连阿胶汤，并合酸枣仁汤以养心安神，清热除烦。阴虚夹郁合用四逆散。

抑郁症气阴不足，心神不安者，可用炙甘草汤和桂枝甘草龙骨牡蛎汤，方中炙甘草、桂枝用量宜大。

抑郁症属于阳气不振、气机阻滞之证，常见胸闷不舒，舌紫暗、苔白厚腻，宜温振阳气，王庆国选麻黄附子细辛汤，合甘麦大枣汤养心安神、润燥缓急。

最后需要注意的是，抑郁症除服用药物治疗外，家人的关怀和自身情绪的调节也很重要，医者也要时刻注意帮助患者解决其心理问题，疾病方能痊愈。

第四章 焦虑症

焦虑症临床分为广泛性焦虑症和惊恐障碍两种。广泛性焦虑是指无明确对象和具体内容的提心吊胆、紧张不安，伴有自主神经功能亢进，运动不安，过分警惕。惊恐障碍是指反复发作、不可预测的惊恐，伴濒死感、失控感，可有严重的自主神经症状，如窒息感，心悸等。

焦虑症属于中医学“郁证”“怔忡”“失眠”等范畴。本病病位在心肝，而肝尤为主要病变部位，《灵枢·本神第八》云：“肝藏血，血舍魂，肝气虚则恐，实则怒。”神魂不安故发为焦虑、惊恐诸症。

案1 王付酸枣仁汤案

谢某，女，43岁。

2005年4月23日初诊。主诉：患焦虑症病史多年。初服中西药治疗均有疗效，但停药后诸症又复发，近因病证加重前来诊治。诊见：面色苍白，注意力不集中，惶恐不安，忧心忡忡，易受惊吓，难以入睡，恶梦，易惊醒，舌淡、苔薄白，脉弱。西医诊断为焦虑症；中医诊为怔忡，辨为心肝血虚证。治当养心安神，补血舍魂，给予酸枣仁汤与安神定志丸合方。处方：酸枣仁48g，人参、茯苓、茯神、远志各15g，石菖蒲、龙齿各10g，川芎、知母各6g，朱砂（冲服）1g，甘草3g。6剂，每天1剂，水煎，分3次服。

二诊：恶梦减少，守法守方再服6剂。

三诊：睡眠略有好转，又续前方6剂。

四诊：诸症较前均好转，仍以前方连续服用约80余剂，诸症得到有效控制。为了巩固疗效，将前方汤剂改为散剂，每次6g，每天3次，冲服，治疗1年余。随访1年，一切尚好。

[原按]

本例焦虑症之惶恐不安、忧心忡忡乃因心血虚不能滋养神明，肝血虚不能舍魂所致；面色苍白乃心肝血虚不能上荣；心肝血虚，导致心神不能职司，肝主谋虑，则注意力不集中、难以入睡、恶梦、易惊醒；舌淡、苔薄白、脉弱，皆为心肝血虚之征，以此辨为心肝血虚证。方中重用酸枣仁补血益肝，安神舍魂；人参益气健脾生血；川芎活血行气；知母清热除烦，滋阴退热；茯苓、茯神健脾益气，宁心安神；远志、石菖蒲开窍安神定志；龙齿、朱砂重镇安神；黄酒行气活血。甘草补益心肝，调和中气。方药相互为用，以奏其效。

摘自：王付，郑攀．经方时方合用辨治神经症4则［J］．新中医，2010，(7)：105.

案2　仝小林柴胡桂枝汤案

常某，女，45岁。

2010年10月20日初诊。主诉：焦虑4年。患者2006年因胃痛、乳房胀痛、下颏淋巴结痛，伴心烦、心率加快、口渴等，当时在当地医院给予消炎药后症状减轻。此后出现失眠、多梦，且又伴见心烦、口渴等症状，经多处医治，未见明显疗效，故而来诊。症见：焦虑，惧热闹，怕异味，心烦急躁，焦虑时血压升高，服安定后血压下降，神疲乏力，嗜睡，头晕，气短，多梦易醒，记忆力减退，时手指发麻，胸前区肋骨疼痛，肩胛骨疼痛，右臂内侧疼痛，右颏下淋巴结疼痛（1cm×1cm，移动度好），焦虑时疼痛加重，纳可，时便秘，小便调，月经正常，舌淡红、苔薄白，脉沉弱。诊为郁证，证属肝气郁滞、气机失调。治以柴胡桂枝汤加减。处方：柴胡、半夏各9g，黄芩、党参、桂枝、炙甘草、浙贝母、猫爪草各15g，白芍30g，生牡蛎（先煎）、炒酸枣仁各60g，生姜3片。14剂，每天1剂，水煎，分早晚2次服。

11月2日二诊：服上方后，焦虑缓解，气短、乏力、头晕、多梦等症状明显减轻，心烦急躁改善，异味较以前耐受，疼痛减轻，仍惧热闹，舌淡红、苔薄白，脉偏沉。守上方，黄芩、猫爪草、浙贝母改为30g，另加夏枯草45g，28剂，煎服法同前。后患者家属因他病来诊，述此患者在当地按原方抓药续服1月而诸症消失。

[原按]

此方本为少阳兼表而设的证治，仝教授根据临床实际，发经方之新用，以柴胡桂枝汤疏肝解肌而治疗焦虑症。

摘自：彭智平．仝小林教授治愈顽固性焦虑症验案1则［J］．新中医，2013，(1)：204.

案3 万友生桂枝甘草龙骨牡蛎汤案

郭某某，男，36岁。

初诊：1985年1月10日。1983年7月下旬防洪受惊吓，发生“恐怖症”，疑虑重重，胡思乱想，经治无效。至1984年4月，心悸失眠，恐惧更甚，在南昌市精神病院住院治疗3个月，病情加重，不思饮食，食入恶心欲吐，出院后，多方医治，仍无效验。投以桂甘龙牡汤加味：桂枝15g，炙甘草15g，生龙牡各30g，菖蒲15g，远志15g，龙眼肉30g，茯神30g，夜交藤30g，合欢皮30g，小麦30g，红枣30g，生姜30g，陈皮60g。

二诊：2月17日。服上方33剂，失眠稍见好转，但恐惧症和胡思乱想依然。守上方加减：桂枝30g，炙甘草30g，生龙牡各30g，龙眼肉30g，生姜30g，红人参10g，鹿茸末4g（冲），熟附子15g，肉桂10g，菖蒲20g，远志20g。

三诊：3月17日。服上方5剂，已不再胡思乱想，但仍恐惧不已。因守上方去鹿茸（因价太昂），加重熟附子为30g后再进，服后饮食虽不再恶心，但恐惧仍不稍减，乃逐渐加重熟附子至120g（2月28日方为60g，3月5日方为80g，3月11日方为120g）。现恐惧感减轻，惟时有滑精。守上方出入：熟附子120g（先煎1小时），红参10g，桂枝15g，炙甘草30g，生龙牡各60g，菖蒲15g，远志15g，莲须15g。沙蒺藜30g，芡实30g。

四诊：3月22日。17日回家时，自觉不大恐惧，服上方5剂，恐惧感已基本消失，夜间上床不久即能入寐，未再滑精。守上方再进5剂。

五诊：3月28日。恐惧感已消失。守上方加减以调理之。1991年2月27日上午患者面告，自1985年服上方病愈后，6年来未再服药，一切正常，一直在工作，并能胜任农活。

[原按]

由于少阴阴寒太甚，故初投桂甘龙牡汤多剂，失眠虽稍见好转，但恐怖症依然，因小量加入参茸附桂，仍未见好准，此后逐渐加重附子用量由15g→30g→60g→80g→120g，始大见效验，恐怖症终于全除。这是我60年来仅此一见的恐怖重症，至今回味犹浓。

摘自：王鱼门．万友生医案选［M］．上海：上海中医药大学出版社，1997：185-186.

案4　王付桂枝去芍药加蜀漆牡蛎龙骨救逆汤案

樊某，女，52岁。

2006年8月19日初诊。主诉：患恐惧症病史18年。近因症状加重而前来诊治。诊见：心悸，恐惧不宁，烦躁，自汗，四肢困重无力，手足不温，口腻不爽，口淡不渴，头沉重，舌淡、苔白厚腻，脉沉滑。西医诊断为恐惧症；中医诊为心悸，辨为阳虚痰扰证。治当温补阳气，醒脾化痰，给予桂枝去芍药加蜀漆牡蛎龙骨救逆汤与二陈汤合方加味。处方：桂枝、人参、远志、茯苓、生姜各10g，大枣12枚，姜半夏、陈皮、牡蛎各15g，龙骨12g，常山（因药房无蜀漆，以常山代替）3g，乌梅2g，炙甘草6g。6剂，每天1剂，水煎，分3次服。

二诊：烦躁略有减轻，自汗止，复以前方6剂。

三诊：头沉重减轻，手足转温，再以前方6剂。

四诊：恐惧不安有好转，烦躁止，续前方6剂。

五诊：口腻、苔腻基本消除，仍守前方6剂。之后，以前方治疗50余剂，诸症得到有效控制。为了巩固疗效，将前方汤剂改为散剂，每次6g，每天3次，冲服，治疗半年。随访半年，一切尚好。

[原按]

本例之手足不温、口淡不渴为阳虚既不能温煦，又不能气化水津所致；四肢困重、口腻、苔腻为痰浊既困阻经脉，又侵扰于上；自汗为阳虚不固；心悸、恐惧、烦躁为痰扰心神，神明不得守藏，以此辨为阳虚痰扰证。方中桂枝温阳散寒，生姜调理脾胃，温通阳气，龙骨镇惊安神，牡蛎敛心安神，姜半夏醒脾燥湿化痰，陈皮理气化痰，茯苓健脾益气，渗湿化痰，常山化痰涤饮，乌梅兼防化痰药伤阴，大枣、炙甘草补益心气，助桂枝化阳补阳，加人参益气补虚，远志开窍醒神化痰。诸药合用，共奏其效。

摘自：王付，郑攀．经方时方合用辨治神经症4则［J］．新中医，2010，42（7）：105.

案5 刘渡舟栀子厚朴汤案

曹某，女，72岁，住东城区首体南路。

1995年10月26日初诊。心烦懊恼持续2年，近有逐渐加重之势。西医诊断为神经官能症，给服镇静安神药，未见好转，转请中医治疗。刻下心烦苦不堪言。家人体恤其情谨慎扶持，亦不能称其心，反遭呵斥。烦躁不宁，焦虑不安，烦急时欲用棍棒捶击胸腹方略觉舒畅。脐部筑动上冲于心，筑则心烦愈重。并有脘腹胀满如物阻塞之感，伴失眠，惊惕不安，呕恶纳呆；大便不调，溺黄。舌尖红，苔腻，脉弦滑，辨证：火郁胸膈，下迫胃肠。立法：宣郁清热，下气除满。处方：栀子 14g，枳实 10g，厚朴 15g。7 剂药后，心烦减半，心胸霍然畅通，性情渐趋平稳安静，夜能寐，食渐增。获此殊效，病家称奇，又自进 7 剂。复诊时仍有睡眠多梦，口舌干燥，口苦太息，小便黄赤等热未全解之症。转方用柴芩温胆汤合栀子枳实厚朴汤，清化痰热。治疗月余而病除。

[原按]

本案为热郁胸膈，下及脘腹所致。故以心烦懊恼，脘腹胀满为主要表现，虽腹满，但无疼痛拒按，大便不通等实证，犹为无形邪热之郁结，非阳明可下之证。故治以栀子厚朴汤清热除烦，宽中消满。

摘自：陈明．刘渡舟临证验案精选［M］．北京：学苑出版社，1996：47.

结　语

焦虑症治法以调和阴阳、安定神魂为主，可根据病情虚实选择经方治疗。

病因心肝血虚燥热者，表现为失眠，怔忡，心烦不安，舌淡、苔薄白、脉弱，宜酸枣仁汤，方中酸枣仁宜重用，病重者合用定志丸，并加龙齿、朱砂重镇安神。

肝气郁滞，可以导致气血不和，阴阳失调，神魂不安，表现为抑郁、焦虑、惊恐，气滞重者可能出现各种疼痛症状，宜柴胡桂枝汤，本方由小柴胡汤与桂枝汤合方而成，小柴胡汤疏肝解郁，桂枝汤调和阴阳，临床可加生龙牡等重镇之品。

病因大惊而起，恐惧不安，舌淡苔白，脉弦，乃心肝虚寒，以致神魂不安，可采用桂枝甘草龙骨牡蛎汤方。若兼痰浊内扰者，见心悸、恐惧、苔腻，可用桂枝去芍药加蜀漆牡蛎龙骨救逆汤。

此外，热郁胸膈也可引起焦虑，可选用栀子豉汤类方治疗。

第五章 神经衰弱

神经衰弱是指由于长期的情绪紧张和精神压力，从而导致大脑功能活动降低的一种疾病。主要表现为脑力疲劳，睡眠障碍，记忆力减退，头痛，精神易兴奋等，可伴有各种躯体不适等症状。

神经衰弱属中医学“郁病”“失眠”“头痛”等范畴。其主要病机为阴虚火旺、心脾气血两虚。

案1 谭日强百合地黄汤、百合知母汤案

谢某，女，23岁。

患神经官能症，主诉经常头痛、失眠、眼冒金花、口干口苦、手足心热、食欲有时好有时不好、月经提前、量少、小便短赤、大便秘结。若问其有无其他不适，则恍惚去来疑似有无之间。其人营养中等，面色如常，舌润无苔、边尖俱赤，脉象弦细而数。病已余年，西药如谷维素、安定片、利眠宁、维磷补汁之类，遍尝不效。此《金匮》所谓“百脉一宗，悉致其病”，治宜滋养心肺之阴，佐以清热镇静，用百合地黄汤、百合知母汤、栝楼牡蛎散、百合滑石汤合为一方：百合23g、生地15g、知母10g、滑石10g、栝楼根12g、生牡蛎20g，加淮小麦15g、生白芍10g、炙草6g、大枣3枚。服10剂，口苦口干已好，小便转清，于原方去知母、滑石、花

粉，加沙参15g、麦冬10g、枣仁10g、阿胶10g（蒸兑）、鸡子黄两枚（冲服），连进20余剂，诸症悉平。

［原按］

百合病，除误治者外，原无口渴之症，病经1个月不解，变成渴者，是肺胃阴虚，水津不布，故用百合浸水外洗皮毛，以利百脉，并食煮饼，以养胃气，咸能增渴，所以不用盐豉。如用百合洗方而渴仍不止者，是津液不复，虚热上浮，故用栝楼牡蛎散，以栝楼根生津止渴，牡蛎引热下行。百合病如热无热，本不发热，今变发热者，是阴虚内热的现象，故用百合补虚，滑石清热，热从小便而出，又恐过利伤阴，所以方后指出当微利者止服。

摘自：谭日强．金匮要略浅述［M］．人民卫生出版社，2006：55.

案2 刘惠民酸枣仁汤、栀子豉汤案

房某，男，37岁。

1957年4月6日初诊。病史：1953年开始，经常心悸，头晕，头痛，头胀，失眠，多梦，胸闷，气短，烦躁易怒，有时面浮肢肿，食纳尚可。检查：面色黯红，眼睑及下肢轻度浮肿，舌苔白厚，脉虚弱。辨证：心肾不足，脾失健运。治法：滋肾养心，益气健脾。处方：炒酸枣仁45g，山药18g，柏子仁12g，朱茯神12g，石菖蒲6g，天门冬9g，远志4.5g，天麻9g，淡豆豉12g，栀子皮6g，茯苓皮12g，知母12g，砂仁9g，橘络9g，白术9g，水煎两遍，分两次温服。人参1.5g，琥珀0.9g，共为细粉，分两次冲服。5月23日来函：按上方服药多付，效果颇佳，精神很好，体力增强，心悸减轻，睡眠好转。仍多梦，劳累后仍面浮肿。原方加山茱萸12g，菟丝子18g，以增强补肾之功，继服。

［原按］

根据历代医家的论述结合其医疗实践认为，神经衰弱临床所见属虚者多，属实者少，故治疗用药多重用滋补，以滋补肝肾，育阴潜阳，养心健脾为主，佐以清热化痰等法为治，以张仲景之酸枣仁汤和栀子豉汤等为主方，并参以历代医家的良方，如景岳何人饮、文武膏、五子衍宗丸、大补元煎、天麻钩藤饮、磁朱丸、人参琥珀丸、珍珠母丸、镇心丹、归脾丸、滋生汤、济生黄芪汤等诸方义，综合加减组成新方。用何首乌、菟丝子、枸杞子、桑椹、覆盆子、天门冬、桑寄生、石斛、黄精等以滋补肝肾，用酸枣仁、柏子仁、五味子、远志、石菖蒲、茯神、龙眼肉、琥珀、朱砂等养心安神，用人参、黄芪、山药、鸡内金、白术、砂仁、豆蔻等以益气健脾调胃，用橘络、天竺黄、海藻等以清热化痰；磁石、珍珠母、天麻、钩藤、石决明、龙骨、牡蛎等以平肝潜阳，并根据临床见证灵活加减，如头晕不清加菊花、桑叶；头痛重着用白芷、蔓荆子；耳鸣甚者加蝉蜕、磁石；恶心、呕吐者加竹茹、半夏、生姜、灶心土；腹胀加煨草果、枳壳、厚朴、豆蔻；虚汗用浮小麦、麻黄根、黄芪、防风；遗精用金樱子、芡实；阳痿用肉苁蓉、淫羊藿、巴戟天等。临床证实，多收良效。

摘自：戴岐，刘振芝，靖玉仲．刘惠民医案［M］．济南：山东科技出版社，1978：195.

案3　张琪桂枝加附子汤、桂枝加龙骨牡蛎汤案

李某，男，23岁。

1980年3月6日初诊。头眩，夜眠多梦纷扰，健忘，手足冷，自汗甚多，特别是在精神紧张时汗出不止，初次就诊，头面汗出如洗，遍身衣裳皆湿，一年余不愈。西医诊断为自主神经功能紊乱，用安定等药不效，脉沉，手厥冷，舌淡苔白滑。初诊辨证为表虚不固，给予桂枝龙骨牡蛎汤加黄芪治疗，连用8剂，头晕稍有好转，自汗仍不减。因思本案手脚厥冷，汗出淋漓不止，乃阳虚不能卫外……因予桂枝附子汤增味主治，处方：桂

枝 20g，白芍 20g，甘草 10g，红枣 5 枚，生姜 10g，附子 10g，煅龙骨 20g，煅牡蛎 20g，麻黄根 15g，党参 15g，黄芪 50g，五味子 15g。

5 月 8 日复诊：服用上方 8 剂，自汗明显减少，头晕减轻，全身较前有力，但仍手脚厥冷、颤抖。效不更方，继服前方。

7 月 1 日复诊：连服上方 20 剂，附子逐渐增量，最后增至 25g。汗出已止，手足转温，睡眠亦大好，无梦。嘱继用原方 10 剂后，停药观察。随访患者，1 年来已不自汗，症状俱消失，远期疗效满意。

[原按]

本例自汗，西医诊断为自主神经功能紊乱，治之罔效。初诊时，虽按表虚不固治之，效仍不显，后据其汗出淋漓而手足逆冷的特点，认为卫阳虚为病之本。《内经》曰："阳在外，阴之使也；阴在内，阳之守也。"卫阳不能固于外，则营阴不能守于内，故汗出淋漓不止；"四肢者，诸阳之本也"，阳虚不能温煦四末，故手足厥冷；"阳气者，精则养神，柔则养筋"，阳虚不能养神柔筋，故神疲肢颤；清阳不能上奉于清空，故头晕健忘；"汗为心之液"，汗出过多，伤及心神，故失眠多梦；汗出过多，伤津耗气，故全身倦怠乏力。《伤寒论》曰："太阳病，发汗，遂漏不止，其人恶风，小便难，四肢微急，难以屈伸者。桂枝加附子汤主之。"其所述病因和症状与本案虽不完全相符，但"汗出遂漏不止"的主症相同，病机相一，故予桂枝加附子汤增味而效。初诊所用之桂枝加龙骨牡蛎汤加黄芪，与后所用之桂枝加附子汤加味比较，主要是多加附子一味，但用之却效如鼓应桴，加大附子剂量后，一年未愈之顽疾竟收全功，可见附子温阳固表之力。本案所以用桂枝汤，非为解肌祛邪，而是用其调和营卫之功，再辅以参芪、龙牡、五味子、麻黄根等，以增强益气固表敛汗的作用。诸药相伍，共奏调和营卫，温阳益气，固表敛汗之效。

摘自：张琪．张琪临床经验辑要［M］．北京：中国中医药出版社，1993：482.

结　语

神经衰弱临床属虚者多，属实者少，故治疗用药多重用滋补，以滋补肝肾，育阴潜阳，养心健脾为主，佐以清热等法为治。

本病见口干口苦、手足心热、小便短赤、大便秘结、舌边尖红，脉弦细数，属于阴虚火旺者，宜仲景百合类方，包括百合地黄汤、百合知母汤、瓜蒌牡蛎散等。

若心悸，失眠，多梦，烦躁，脉虚弱，此为心肝血虚，燥热内生，宜酸枣仁汤。热重者合栀子豉汤。

神经衰弱属于阳虚不能温养心神者，宜桂枝加附子汤，其辨证要点是：手足冷，自汗，舌淡，脉沉。临床可加龙牡以镇静安神。

第六章 癔　症

癔症，又名癔病，是心理刺激或不良暗示引起的一类神经心理障碍。多数突然发病，出现感觉、运动障碍和自主神经功能紊乱，或短暂的心理异常。本病表现复杂，临床大致有以下两方面：精神障碍，主要表现为情感爆发、朦胧状态、漫游症、假性痴呆、木僵、遗忘等；躯体障碍，主要有运动障碍、感觉障碍、癔症球（梅核气）等。

本病属于中医学“百合病”“脏躁”“郁病”范畴。其病机主要为气郁痰阻，与心、肝、脾三脏有关。

案1　潘澄濂甘麦大枣汤案

洪某，女性，34岁。

患者月经如期而来，于行经第2天，因故争吵，郁郁不乐，第5天本当经净，而反量多不净，突于深夜悲伤啼哭，如有神灵状，达旦始休。次日夜间，又复发作。自诉心悸而烦，胸胁痞闷，舌质边红，苔薄腻，脉象弦细，证属怒气伤肝，迫血妄行，心神躁动。宜抑肝舒郁、和血调经，拟甘麦大枣汤合丹栀逍遥散加减：当归9g，柴胡、炙甘草各4.5g，丹皮10g，黑山栀、朱茯苓、制香附、血余炭、生白芍各12g，淮小麦30g，红枣6枚。服3剂后，悲伤欲哭症状消失，经事亦净。但仍夜寐多梦不安，尚有少量白带。乃于原方减去丹皮、血余炭，加酸枣仁、枳壳、乌贼骨、茜草等加减，连服10余剂而缓解。但本例每逢经期前后，或遇感冒发热，稍加情绪激动，每年总有2~3次复发。

摘自：张文廉．中国百年百名中医临床家丛书·潘澄濂［M］．北京：中国中医药出版社，2001：276.

案2 俞长荣甘麦大枣汤、奔豚汤案

潘某某，女，38岁。

1991年8月27日初诊。长期以来不时自觉咽喉阻塞，伴眩晕，耳鸣，嗳气，月经色暗黑，舌质淡红，苔根薄微黄，脉细弦。曾经多项检查，除乳腺小叶增生外无特异发现。拟为肝气郁滞，肝气上逆之证。治宜疏肝降逆，佐以甘缓宁神。处方：李根皮15g，半夏10g，葛根15g，黄芩、白芍各10g，当归、川芎各6g，小麦30g，甘草6g，红枣3枚。

9月28日复诊：服6剂，咽喉异物感消失，仅偶觉有痰阻喉间，伴胸膺胀，心悸，口臭，“口厚”。仍按上方去小麦、大枣，以免甘缓生痰，加瓜蒌仁宽胸通下。至同年11月9日询知，上方续服6剂后，除痰仍较多外，诸症基本缓解（乳腺小叶增生仍在）。

［原按］

《金匮要略》原文论奔豚病“皆从惊恐得之”，俞老认为这是提示之意，惊恐可概括七情诸因素。本例长期有咽喉阻塞感，属“梅核气”范畴，病机是情志怫郁，肝气上逆，故可用奔豚汤疏肝降逆。俞老用奔豚汤方中主药李根皮常用量为15g。本例方中去生姜，因嫌其辛热易激惹肝火；合甘麦大枣汤以缓急宁神。

摘自：朱世增．近代名老中医经验集．俞长荣论伤寒［M］．上海：上海中医药大学出版社，2009：415.

案3 潘澄濂甘麦大枣汤、半夏厚朴汤案

朱某，女性，27岁。

初产后10余日，恶露虽净，由于饮食寒温不适，味不可口，以致心中懊侬，胸腹痞闷，呕恶不舒，悲伤欲哭，或高声大笑，昼日明了，暮则发作，舌质淡，苔白腻而厚，脉象濡细。证系产后气郁湿滞，致成癔病。治以调气化湿，佐以宁心。拟温胆汤合甘麦大枣汤加减：竹茹、枳壳、姜半夏、陈皮各9g，茯神、制香附各12g，淮小麦30g，生姜4片，红枣4枚，炙甘草4.5g。服5剂，胸腹痞闷略轻，哭笑消失，但仍觉咽中梗死不舒，咯之不出，咽之不下，经咽检亦无异常，证属梅核气，改投半夏厚朴汤加减：苏叶6g，厚朴、佛手、炙甘草各4.5g，姜半夏9g，茯神、制香附各12g，丁香1.5g，淮小麦30g，生姜2片，红枣6枚。上方加减，调理二十余日，症状消失，恢复正常。

摘自：张文廉．中国百年百名中医临床家丛书·潘澄濂［M］．北京：中国中医药出版社，2001：277.

案4 邢锡波半夏厚朴汤、旋覆代赭汤案

尚某，女，28岁。

因精神苦闷，情志抑郁，近20日觉颈部变粗，咽喉胀闷并觉有物阻塞，吞咽不下，咳吐不出，胸中亦胀闷不舒，食后泛酸，嗳气，但进食吞咽正常。脉沉细。舌淡红，苔白腻。证属：肝气郁结，痰涎壅滞。治宜：疏肝理气，和胃涤痰。处方：姜半夏、茯苓、陈皮、柴胡、杭芍、生赭石各9g，厚朴、苏叶、旋覆花各6g，瓜蒌仁15g，甘草3g。

二诊：前方连服3剂，症状显著好转。颈部胀闷，嗳气消失，胸部不闷，咽中梗死感未减。原方加疏气豁痰剂。处方：姜半夏、茯苓、陈皮、

杭芍、青皮各9g，厚朴、苏叶、柴胡、乌药各6g，瓜蒌仁12g，甘草3g。连服7剂，诸症消失。

[原按]

本病易发生于妇女，多因情志抑郁，肝郁气滞，胃气上逆，脾失运化，水津不布化痰，痰涎壅滞所致。表现为咽中自觉有物阻塞，咯之不出，咽之不下，属于癔病的症状，后人称为梅核气。方中清半夏、厚朴、茯苓、生姜、苏叶系《金匮》原方。半夏、厚朴、生姜辛以散结，苦以降逆，茯苓佐半夏利水消痰，苏叶芳香以宣通郁滞，使气舒涎去，陈皮燥湿化痰，健脾和胃，与厚朴同用燥湿之力更强，与半夏同用增加化痰之功。柴胡疏肝解郁，除胸膈满闷。杭芍柔肝与柴胡共疏肝解郁，瓜蒌仁宽中散结化痰，旋覆花、代赭石降逆化痰和胃，甘草缓和药性。梅核气应与慢性咽炎鉴别，咽炎咽中似有痰涎梗阻，咳咽不出，可用和胃降逆利咽消肿法治之，本病为精神抑郁，胃气上逆，属于癔病的一种特殊表现，根据辨证可用"半夏厚朴汤""四七汤""逍遥散""旋覆代赭汤"等加减，疗效很好。

摘自：邢锡波．邢锡波医案选［M］．天津：天津科学技术出版社，1980：101.

案5　李乐园桂枝加龙牡汤案

傅某，女，19岁，未婚。

初诊：1980年7月15日。主诉及病史（家长代诉）：阵发性昏迷抽搐50天。1980年初，因服西药（不详）过量中毒，全身不适，有时头晕，心悸，乏力。同年6月，因突然受惊，当即发生抽搐，神志昏迷，连续抽搐两次，嗣后每日上午10时左右抽搐1次，持续不愈，医治20天无效。经山东省某医院检查，诊为"癔病性抽搐"，收入院治疗1个月，无明显效果，仍每日发作。自动出院，延余诊治。发作前突然昏迷不语，四肢抽搐拘挛，两手如鸡爪，两足后翻，颈部强直，角弓反张，牙关紧闭，持续

30分钟至1小时始苏。现全身乏力，两腿痿软，足不任地，不能行走，两臂动作正常。诊查：形体消瘦，面色无华；六脉弦细无力、72次/分，舌苔薄白，质嫩红微绛；两手握力弱，体温正常；检验无异常发现。辨证：鸡爪风合并痿证。治则：养血调营，镇肝熄风，拟四物汤合桂枝加龙牡汤化裁。处方：生龙骨、生牡蛎各30g，桂枝9g（后入），生白芍12g，当归12g，熟地10g，川芎10g，柴胡9g，木瓜10g，钩藤12g，麦冬12g，陈皮10g，甘草10g，丝瓜络9g，3剂。

二诊：7月18日。患者由家长陪伴来寓就诊，下车后已能由人挟持行走。其家长说：服第1剂药后，次日抽搐即停止；3剂服完，精神焕发，全身舒适，饮食增加，能被人扶持下地行走。诊查：六脉弦弱、70次/分，舌苔薄白、质嫩红、两手握力稍强，仍全身乏力，余无所苦。效不更方，原方药再服。

三诊：7月22日。患者家长来告：又服药3剂，已能下床行走，除轻度乏力外，诸症消失。再拟益气养血，强筋壮骨之剂，继服数剂，以善其后。处方：生黄芪18g，当归12g，杭芍12g，川芎10g，丹参15g，鸡血藤30g，菟丝子15g，川断12g，川牛膝10g，陈皮10g，甘草6g，6剂。

[原按]

患者药物中毒后，头晕、心悸、乏力达半年之久，身体虚弱可知。又因经受大惊猝恐，惊伤心神，恐伤肾气，引动肝风，抽搐昏迷。抽搐日久，伤血耗液，筋骨失养，肝虚筋急，故抽搐持续不已，骨痿不用。脉弦细无力，系肝阴不足，木少滋荣之象；舌质红嫩，亦为心阴暗耗之征。每日上午10时抽搐发作，缘一天之中，平旦至日中为阳中之阳，在阳旺之叶发病，系阴虚阳盛，阳旺于阴，阴阳平衡失调之象。病在心、肝、肾三经。根据《难经·十四难》“损其心者，调其营卫，损其肝者，缓其中”之旨，采用四物加麦冬养肝兼滋心阴，桂枝汤调和营卫，柴胡和解表里，舒达肝气，旋转枢机；加龙骨、牡蛎合木瓜、钩藤以镇肝熄风；重用甘草合白芍，能缓肝急，解痉挛，为缓中要药。药性中和而获奇效，亦千虑之一得焉。

摘自：董建华．中国现代名中医医案精粹（1）［M］．北京：人民卫生出版社，2010：67.

案6　马骥百合地黄汤案

范某某，女，23岁。

1年前因怒后，身体后张、二目天吊、舌伸口外而不能回缩，手足稍内收，项不强，各种腱反射均正常、意识清晰，无遗尿及咬舌，舌红少苔、脉弦滑有力，一月数发，发时非冬眠灵不能控制，针灸及鲁米那等注射无效。平素爱生气，易失眠，常觉心烦，曾服中药理气、化痰、解郁之品不能控制其发作，改服礞石滚痰丸合癫狂梦醒汤、磁朱丸加减后，发作由一月数次减为月一次。曾在某医院作脑电图检查无阳性发现，诊为癔病。1980年4月转请马老会诊，给处方：百合20g，生地25g，香附15g，炙草10g，生芍15g，生牡蛎15g，生龙齿15g，柴胡10g，云苓15g，大枣8枚，钩藤20g后下，菊花20g后下。患者以此方加减，间断服用两月余，以其不再发作而自动停服，随访至今，未再发作，同时心烦、失眠等症均好转。

［原按］

本例似属中医学“厥证”“痫证”范畴。此患者平素多恚怒，丹溪云：“血气冲和，万病不生，一有怫郁，诸病生焉”。此患者原本脏阴不足，又兼郁怒难伸，肝不能遂其条达之性而有斯证。马老所用处方虽仅12味药，然却包括古人柴胡加龙骨牡蛎汤、芍药甘草汤、甘麦大枣汤和百合地黄汤4个方剂之祖方宗旨，其中柴胡加龙骨牡蛎汤原为仲景为少阳误下致胸满烦惊谵语而设，马老取柴胡、龙齿、牡蛎三味，以龙齿、牡蛎重镇安神、益阴潜阳；柴胡配香附，除疏肝解郁以治本外，更有宣畅气血之效，更配钩藤、菊花平肝清火，熄风止痉，使肝气之郁滞得疏，上亢之肝阳得潜，肝风得熄，痉何以得发。然此患者原本脏阴不足，心脾气虚，不滋肾水，养心气，则肝虽暂平而易复发，故以百合、地黄益脏阴，甘草、大枣养心气以缓急。此证以筋脉拘急为主，经云："肝苦急，急食甘以缓之"。肝性刚果，忌刚喜柔，故用芍药之酸以柔之，甘草、大枣之甘以缓之，使其筋脉不得拘急，肝气不得郁滞，故症得速愈。正如古人所谓兵不在多而在精，将不在猛而在谋，用药之妙，存乎一心。所以我们要达到这样运用自如，左右逢源，就非下一番艰苦功夫不可了。

摘自：张新华．柴胡剂的应用—马骥教授学术思想探讨之一［J］．黑龙江中医药，1988，(1)：25-27.

案7　谢海洲百合地黄汤、黄连阿胶汤、甘麦大枣汤案

张某，男，50岁。

初诊：1989年8月30日。反复周身瘫痪二十余年。二十多年前的一天突发手脚行动不便，未经治疗，数天后恢复如常人，但此后反复发作，一般三五天一次，与外界刺激发作更加频繁。每次发作前出现头沉闷，如同醉酒般难受，尿黄，口苦。发作时，轻者手脚或全身活动困难，重者瘫痪三四天，且夜间梦多，多半能自行恢复如常。诊查：周身瘫痪，疲乏困倦，头沉闷，口苦，尿赤，眠差梦多，纳可便调。舌质红，苔薄黄，脉细数。辨证：阴虚内热，心神不宁。治法：滋阴清热，养心安神。处方：百合地黄汤、黄连阿胶汤、甘麦大枣汤合方化裁。百合15g，黄柏10g，炙甘草10g，生地黄15g，白芍12g，肥大枣7枚，黄连6g，黄芩10g，阿胶珠10g，浮小麦30g。水煎服，14剂。

二诊：1989年9月13日。服上方药13剂，困倦疲乏、头沉闷等症状明显减轻，口苦，尿赤基本消失，但有腿重脚轻之感。继用前方去黄芩

10g，黄柏10g，加首乌藤20g，莲子心5g，合欢皮10g，鸡子黄2个（分冲），以加强养阴安神之功，并加肉桂5g，合黄连交通心肾。同时嘱患者注意精神愉快、心情舒畅，避免外界刺激。

三诊：1989年9月28日。上方药服14付，瘫痪已解，手脚活动如常，症情好转。为巩固疗效，再投滋阴液、清余邪、安心神、健脾胃之品。处方：竹叶6g，生石膏24g，芦根15g，大枣7枚，浮小麦30g，知母9g，远志9g，合欢皮9g，生地黄15g，麦冬9g，炙甘草9g，百合12g。水煎服，14剂。

［原按］

本例患者反复发作周身瘫痪，多半无需服药亦能自行恢复，且发作与外界刺激有关，经多家医院罹患检查，均无异常发现，因而有似“癔症性瘫痪”，属中医情志疾病，多因脏阴不足、阴虚内热、心神不宁所致。心主血脉而藏神，肺主治节而朝百脉，心肺阴虚则心神被扰，百脉居受其累，故见睡差梦多、周身瘫痪行动不便；阴虚生内热，则见头沉闷，如醉酒状，口苦，尿赤。正如《金匮要略·百合狐蜮阴阳毒病脉证治》所属“百合病者……欲行不能行……口苦，小便赤……”之证。舌红、脉细数为阴虚内热之象，故治疗始终以滋阴清热、养阴安神为主，用百合地黄汤、黄连阿胶汤、甘麦大枣汤合方化裁。方中百合润肺清心，益气安神；生地黄清热凉血，除血中之热，黄芩、黄连苦以除酸；鸡子黄、阿胶甘以补血；白芍酸以收阴气而泻邪热；炙甘草、浮小麦、大枣补益心脾，安神宁心。

摘自：董建华，王永炎．中国现代名中医医案精粹（4）［J］．北京：人民卫生出版社，2010：482.

案8　薛伯寿乌梅丸案

任某，女，37岁。

与丈夫分居两地，老人、小儿多病，家事冗繁，以致情志抑郁。近两天来，头痛，恶心不食，昼夜不能眠，神呆，有时闭眼不动，呼之不应，有时哭笑无常，忧郁自语，四肢抽搐。某医院检查诊断为癔病，服镇静药等尚未见效。脉沉弦涩，舌略黯，苔薄黄。病由肝失条达，气血不和，厥气上冲，乱其神志。治宜泄肝宁神，调和气血，用乌梅汤加减。处方：乌梅 9g，花椒 4.5g，干姜 4.5g，黄连 6g，细辛 3g，黄柏 9g，制附子 4.5g，肉桂 3g，党参 3g，当归 6g。共服用 4 剂，神态恢复正常，隔 4 个月后又犯病，发病较轻，再用乌梅汤治疗而愈。观察 2 年，一直未再犯病。

[原按]

癔病多为七情内伤所致，若伤及厥阴心包与肝，呈现虚实寒热错杂，气血阴阳失调者，可用乌梅汤扶正泄肝，和血宁神。《医学从众录》以乌梅丸益厥阴之体，以宣厥阴之用，治疗癫狂痫等病。本例辨证运用乌梅汤治疗癔病取得疗效。

摘自：薛伯寿．乌梅丸的临床应用［J］．中医杂志，1982，23（1）：49

案 9　刘惠民大承气汤、白虎加人参汤案

秦某，男，40 岁。

1956 年 5 月 16 日初诊。病史：患者多年来即经常感觉头晕脑胀，记忆力减退，注意力涣散，睡眠时好时坏，时有劳累后感觉心慌，心跳加速，偶有脉搏间歇等症状。曾与 1950 年先后到多处医院检查，发现有风湿性心脏病，动脉硬化症，自此，精神负担日渐沉重，对自己疾病疑虑、恐惧、悲观、绝望。近三五年来，病情逐渐加剧，性情孤僻，偏执易怒，喜静少言，忧郁寡欢，对外界兴趣淡漠，有时神志恍惚，表情呆滞，反应迟钝，甚至别人不加提醒不知自进饮食。这些症状，时发时止，长时能持续数天后始逐渐恢复。1955 年初，因阵发性心跳加快住医院治疗，入院后，

严重失眠，甚至十余昼夜不能入睡，虽用大量安眠镇静剂，也只能短时入睡，醒时精神焦躁不安，不想进食。上半身汗出、时发时止，大便秘结，数日一行，有时需借助洗肠或手挖排便，体质日渐虚弱。1956 年 4 月中旬某日，患者突然僵卧于床，神志朦胧，两目凝视，表情忧郁，缄默不语，拒食不进，大便不行。诊为癔病性木僵，经中西医多方治疗不见缓解，乃邀刘先生前往诊治。至时，患者已僵卧不动，不语，不进食十余天，大便已 17 天未行。检查：患者身体消瘦，卧床不动，皮肤黯黄，枯燥乏泽，上半身有汗，似睡非睡，两眼凝视，表情淡漠，默然不语，气息低微。舌质红，舌苔黑燥无津，带有芒刺，脉弦实滑数，检查不能合作。辨证：心肾两虚，肝气郁结，阳明湿热，痰扰神明。治法：补肾养心清肝，理气开窍，清热豁痰，滋阴润燥通便。仿当归芦荟丸、更衣丸、羚角钩藤汤、补心丹、滋阴大补丸、苁蓉润肠丸、小儿回春丹等方义，综合化裁应用之。处方：当归 12g，肉苁蓉 12g，熟地 15g，大黄 6g，胆南星 6g，炒酸枣仁 36g，枸杞子 12g，天竺黄 9g，石菖蒲 9g，柏子仁 9g，天门冬 12g，芦荟 0.6g，水煎两遍，分两次温服。

5 月 17 日二诊：服药 1 剂，神志稍清，两眼微动，已能伸舌、动手，仍不能讲话，不进饮食，能睡眠四小时，腹鸣，矢气较多，大便未通，舌苔褐燥少津，脉弦实而数。拟就原方加承气，以峻下阳明热结，人参白虎汤

清热保阴益津。处方：当归 9g，熟地 18g，大黄 9g，胆南星 9g，炒杏仁 9g，枳实 9g，人参 9g，生石膏 15g，炒酸枣仁 42g，枸杞子 12g，天竺黄 9g，僵蚕 9g，橘络 12g，厚朴 6g，肉苁蓉 15g，芦荟 1.2g，玄明粉（冲）1.5g，水煎服。煎服法同前。另用清热豁痰，清心开窍，补肾益气，平肝之品配制药粉一料，配合汤药服用。处方：犀角 4.5g，羚羊角 4.5g，猴枣 4.5g，牛黄 2.1g，琥珀 3.6g，全蝎（去刺）6g，马宝 6g，鹿茸 7.5g，人参 1.5g，麝香 1.2g，共研细粉。每服 2.1g，每日 3 次，蜜调服。后连续看诊 3 次。

10月16日随访：上次诊后，服汤药72剂，并配服药粉，病情逐渐好转，精神已完全恢复正常，表情、讲话如常人，体力日增，已能起床作轻微活动。唯睡眠仍稍差，饮食量较少。舌苔、脉象已正常。再按原方略行加减，嘱继服一段时间。以资巩固疗效。

[原按]

刘老医生治疗的此例癔病性木僵，发病典型，病者素有心肾两虚，加之思虑太过，损及心脾，积忧过久，肝气郁结，脾气不升，气郁痰结，郁久化热，痰浊上逆，阻蔽神明，乃致木僵……刘老医生在以攻实为主，补虚为辅，攻补兼施的治疗原则下，先用攻法泄热存阴，再以补气生津养阴之法，用当归、肉苁蓉、熟地、枸杞子、天门冬等补肾滋阴，润肠通便，用犀角、胆南星、天竺黄、石菖蒲、猴枣、牛黄、马宝、麝香、川贝、灯心等清心豁痰、醒神开窍，炒酸枣仁、柏子仁、茯神、龙眼肉、琥珀等养心镇静安神，用芦荟、大黄、玄明粉、石膏、黄连等泄热导滞除烦，沉香、枳实、厚朴等行气导滞宽中，钩藤、羚羊角、僵蚕、全蝎等清热平肝，杏仁、瓜蒌仁、桔梗等宣利肺气，石斛、麦门冬滋阴生津，覆盆子、益智仁、浮小麦固肾敛阴，人参补气益阴生津，乃收良效。可见病有虚实、真假之别，治有标本、缓急之变，医者临证，务当详审权衡，方能投药对证，药到病除。中医治病强调辨证论治，理由也在于此。

摘自：戴岐，刘振芝，靖玉仲．刘惠民医案［M］．济南：山东科技出版社，1978：217.

结　语

癔症基本病机为心脾不足，肝郁不舒，甘麦大枣汤为主要的治疗方剂。临证常加柏子仁、酸枣仁、远志安神养心。在此基础上，气滞痰阻，呕恶、苔白腻，合用温胆汤。症见梅核气合用半夏厚朴汤。肝气郁滞较重，眩晕、耳鸣、脉弦者，合用奔豚汤疏肝降逆。俞长荣认为方中主药李根皮常用量为15g。

梅核气因情志抑郁，肝郁气滞，痰涎壅滞所致，咽中自觉有物阻塞，可用半夏厚朴汤、旋覆代赭汤合方治疗。肝郁气滞，合逍遥散。

心主血脉，肺主治节而朝百脉，脏阴不足、阴虚内热可以导致癔症性瘫痪。盖心肺阴虚则百脉受累，故《金匮要略》云："百合病者……欲行不能行。"宜用百合地黄汤、黄连阿胶汤、甘麦大枣汤合方化裁。

癔症性抽搐属于肝血不足，肝风内动，体虚，脉弦细无力，宜桂枝加龙牡汤调和阴阳，加木瓜、钩藤以镇肝熄风。方中甘草、白芍，能缓肝急，解痉挛，为缓中要药。因脏阴不足所致者，宜百合地黄汤，马骥加入龙齿、牡蛎重镇潜阳，甘麦大枣、柴胡、香附疏肝解郁、宣畅气血。

癔症性木僵多属痰浊郁结所致，若舌苔黑而燥，脉弦实滑数，大便秘，乃热极伤津，阳明燥结之征，刘惠民选用大承气汤、白虎加人参汤治疗。若病延日久，痰郁不开，脾气不升，气血不充者，当以补虚为辅，加当归、肉苁蓉、熟地、枸杞子、天门冬等补肾滋阴养血。并配合胆南星、天竺黄、石菖蒲、猴枣、牛黄、马宝、麝香、川贝、灯心等清心豁痰、醒神开窍。

癔症伤及厥阴，寒热虚实错杂，气血阴阳失调，宜乌梅丸。蒲辅周认为，外感陷入厥阴，七情伤及厥阴，虽临床表现不一，谨守病机，皆可用乌梅丸异病同治。

第七章 更年期综合征

更年期综合征是指妇女40~60岁期间，因性激素分泌量减少，出现以自主神经功能失调为主的证候群。临床表现为精神神经证候群、代谢紊乱证候群、心血管证候群等。

本病属于中医学“郁证”“脏躁”“心悸”等范畴。病机以肝肾不足为本，涉及心脾等脏，可夹杂气滞、火郁、痰瘀等病理因素。

案1 许济群四逆散案

王某，女，47岁。

初诊：1992年3月2日。咽中如阻、面部烘热、虚烦数月。自1991年元月始，形寒咳嗽，咽中如阻，舌苔黄腻。有肺门淋巴结核史。曾经中医治疗，以宣化痰湿为法，服半夏厚朴汤加味70余剂，咳嗽缓解，但新增烦躁、面部升火、小便转黄、苔黄厚腻，脉细弦。1991年10月行子宫切除术后，除以上症状外，又添口干虚烦、腰痛及白带黏稠。1991年11月查血沉10mm/h，粪黏蛋白55mg/L，免疫球蛋白G19.56g/L，诊为“更年期综合征”，乃以润燥固肾为法，服中药21剂。其后出现面部阵发性烘热，每日发七八次，头晕心悸，纳差；转以宣化痰湿，予法半夏、厚朴、苍术、藿佩兰等7剂。上方药服1剂后，即感头痛、头晕、牙痛、双目发胀、眼中血丝伴分泌物增多；服第二剂药后症状尤为明显，患者自行停服上药，前来求诊。刻下心悸心慌，胸膺气闷，间或会厌阻塞不通，头晕烦躁，失眠，阵发性出汗，面部潮红烘热。舌质胖大苔黄腻，脉弦。辨证：肝郁夹痰。治法：疏肝解郁化痰。处方：当归10g，白芍10g，炒枳壳10g，炒柴胡6g，甘草4g，制半夏10g，炒竹茹8g，陈皮6g，桂枝4g（另包），煅龙骨15g（先煎），木瓜10g，降香8g，7剂。

二诊：1992年3月9日。服上方药后阵发性出汗，本周一次未作，胸闷烦躁乏力等均减轻，会厌梗死消除。舌质红，苔黄腻渐化。效不更章，守方7剂。

三诊：1992年3月16日。心悸、失眠、出汗等症状消除。有时凌晨感胸闷，上方加香附10g，7剂。此后患者来告持续年余之病证未再复作。

[原按]

本例之病机在于肝旺兼夹痰湿，前经温化痰湿，多用辛温苦燥之品，湿热未清，肝火上升，故烦躁、面部升火，剧时则头晕头痛；尤以川朴、苍术辛烈之品，更助其肝旺，故见其头痛如裂、双目发胀、视物昏花。《临证指南医案》中谓：“因郁因火者，必用开郁清火为君，以消痰佐之；有因湿因热者，则用燥湿清热，略佐化痰之品。”本案重点在于肝郁，治则以疏肝解郁与化痰兼顾，故以逍遥散疏肝，木瓜柔肝，佐以半夏、竹茹、陈皮清痰热，再以桂枝、煅龙骨镇心安心，全方配伍切中病机，故10剂后诸症渐消退，迁延年余之疾得以治愈。

摘自：董建华，王永炎．中国现代名中医医案精粹（3）［M］．北京：人民卫生出版社．2010：405-406.

案2　王付柴胡加龙骨牡蛎汤案

徐某，女，56岁，公务员。

自诉：更年期综合征已有5年，曾几次住院治疗，可病证表现总是反反复复，也多次检查，均未发现明显异常，近半年来复因琐碎杂事而烦恼，病证渐渐加重。刻诊：心烦急躁，失眠多梦，情绪低落，思虑不定，口苦口干，口舌生疮溃烂，小便色黄，舌质红，苔薄黄，脉沉细。辨证为心胆内热，情绪抑郁证，其治当清心胆，调气机，以柴胡加龙骨牡蛎汤加味：柴胡12g，龙骨10g，黄芩6g，生姜6g，铅丹1g，红参6g，桂枝6g，茯苓6g，清半夏6g，大黄3g，牡蛎12g，大枣12枚，香附12g，远志12g，栀子10g。6剂，1日1剂，水煎2次分2服。

二诊：心情明显好转，又以前方6剂。之后，服用前方80余剂，一切恢复正常。

［原按］

更年期综合征是妇科常见病证之一，也是比较难治病证之一。根据病证表现既有心热如心烦、舌生疮溃烂，又有胆热口苦，更有心情不畅，以此而诊为心胆内热，情绪抑郁证，以柴胡加龙骨牡蛎汤清心胆，调理气机，加香附以行气宽胸，调理气机，远志以开窍安神，栀子以清热除烦。方药相互为用，以建其功。

摘自：王付．经方辨治更年期综合征［J］．中医药通报，2007，(3)：3.

案3　刘渡舟白虎汤案

赵某，女，50岁。

1986年9月17日初诊。岁值更年之期，天癸将竭，月经紊乱，经量或多或少已半月余。伴周身烘热而汗出，肢体颤抖阵阵然而疼，失眠，口苦而干，渴喜凉饮。面色潮红，舌质偏红，苔薄黄。脉弦略数。西医诊断为更年期综合征。今辨证属阴分不足，阳明内热外盛肌表，治宜白虎汤加桂枝清热滋阴，解肌通络。生石膏30g，粳米10g，知母10g，桂枝10g，炙甘草10g。3剂，水煎服。

二诊：服药3剂后，肢体仍抖但不疼，睡眠转佳，仍喜凉饮，脉弦，舌红苔薄黄。此热未退尽，上方去桂枝加龙骨20g、牡蛎20g、生地12g、玄参15g。6剂，水煎服。服药尽后，口不渴饮，身体如平。遂嘱其宜平气静心，忌食辛辣以善其后。

[原按]

患者至更年期，月经将绝，阴血内亏，以致阳气有余。阳有余则为热，故身热、口渴、汗出等症迭现。阳明主肌肉，内热外蒸则有身抖身疼，面红，宜用白虎汤清热生津。而妙在用一味桂枝配石膏，则能清透肌中之热，对其身抖身疼最为合拍，故一诊便能奏效。继以生地、玄参滋养阴液，龙骨、牡蛎敛神镇静，以求阴阳之平和。

摘自：张清苓．刘渡舟教授临床验案四则［J］．河南中医，1992，(3)：138.

案4　刘渡舟竹皮大丸案

王某，女，50岁。

1994年8月29日初诊。近半年来感觉周身不适，心中烦乱，遇事情绪易激动，常常多愁善感，悲恸欲哭，胸闷，心悸气短，呕恶不食，头面烘热而躁，口干喜饮，失眠多梦，颜面潮红，但头汗出。月经周期不定，时有时无。某医院诊断为更年期综合征，服用更年康及维生素等药物，未见效果。舌苔薄白，脉来滑大，按之则软。刘老辨为妇女50岁乳中虚，阳明之气阴不足，虚热内扰之证。治宜养阴益气，清热除烦，《金匮要略》竹皮大丸加减。白薇10g，生石膏30g，玉竹20g，丹皮10g，竹茹30g，炙甘草10g，桂枝6g，大枣5枚。服药5剂，自觉周身轻松，烦乱呕逆之症减轻，又续服7剂，其病已去大半，情绪安宁，睡眠转佳，病有向愈之势。守方化裁，共服20余剂而病瘳。

[原按]

“竹皮大丸”见于《金匮要略·妇人产后病脉证并治第二十一篇》，主治“妇人乳中虚，烦乱呕逆”之症，是症由产后气阴两虚，虚热内扰而生。本案所见脉症，发于经断前后，亦是由于气血津液俱虚所致。月经预断未断，每易伤阴耗气，气阴不足，则因虚而生内热，热扰中焦，胃气不得下降，故见呕恶不食；上扰于胸位，则心神无主，又加中焦亏乏，不能“受气取汁，变化而赤为血”，则心血不充，神明失养，故可见心中烦乱，失眠多梦以及情绪异常等。治疗当师仲景“安中益气”为大法，清热降逆，养阴和胃，用竹皮大丸。竹茹、石膏清热、降逆、止呕；桂枝、甘草辛甘化气，温中益心，白薇清在上之虚热；大枣、玉竹滋中州之阴液；丹皮助白薇养阴以凉气血而清虚热。本方寒温并用，化气通阴，服之能使气阴两立，虚热内除，于是随月经欲断所现等症自愈。

摘自：陈明．刘渡舟临证验案精选［J］．北京：学苑出版社，1996：160.

案5　刘渡舟黄连阿胶汤案

程某，女，47岁。

天癸将竭，已值更年期，患病至今已有3年多。每次发病开始时便觉心中烦乱，莫能言状，继而周身烘热难忍，少顷则蒸蒸汗出，汗出后则热去而安。每次发作约5分钟，近来发作频繁，每半小时左右发作一次，不分昼夜，夜不能安寐。伴见大便或干或稀而不调。舌质红绛少苔，脉弦，按之无力。黄连12g，黄芩3g，阿胶12g（烊化），白芍5g，鸡子黄2枚。服药5剂后显效，病发次数减少，每天发作仅4~6次，夜寐转佳。改用“壮水之主，以制阳光”，投三甲复脉汤，又服10余剂而愈。

[原按]

观本案病证，先心中烦乱，再周身烘热，最后汗出而退，如此循环不已者，属于阴不制阳，阴阳失调病理反映，多见于女性更年期。诊治之法，以调和阴阳为原则，主要从三方面入手：一是从肾调治，凡见舌质红绛少苔，心烦而不得寐者，用黄连阿胶汤滋阴降火，交通心肾；二是从脾胃调治，凡见舌质淡而苔白，纳食不香者，用桂枝汤调和脾胃以滋营卫阴阳；三是从肝胆调治，凡见舌苔白腻，心悸胆怯，头晕呕恶者，用温胆汤清利肝胆以化痰热。黄连阿胶汤虽以滋阴降火为主，但对于阴虚较甚的患者，若服汤药后火证已去，则应该减少芩、连的用量，或去掉芩、连而加强滋养阴液的作用。因为阴虚火旺证的关键在于阴虚不能济火，如单纯用滋阴或单纯降火的方法都无济于事，二者必须同用，待其火势已减，如果再用芩、连则恐其苦寒反而化燥成火，所以应当减量或去之，而增加滋阴之剂以防火势再起。这种情况下，最佳的方剂选择就是三甲复脉汤。三甲复脉汤从黄连阿胶汤演化而来，无芩、连苦寒化燥之弊，有三甲填补真阴之功，壮水之主以制阳光，是少阴阴虚证的治本之法。

摘自：刘渡舟．经方临证指南［M］．天津：天津科学技术出版社，1993：112.

案6 门纯德桂枝茯苓丸案

康某，女，48岁。

近半年来，头痛头晕，性情暴躁，两胁憋胀，失眠健忘，目赤面青，有时耳鸣目眩，焦虑不安，月经一二月、二三月一行不定，时时多时少，色黑有块，少腹胀痛，每至行经前诸症更甚。脉象弦滑，舌紫黯。诊为更年期综合征。疏予桂枝茯苓丸汤。桂枝9g，生白芍12g，茯苓12g，桃仁9g，丹皮12g，加柴胡10g，当归12g，生地15g。5剂，水煎，饭前服，每日1剂。药毕，诸症减轻。后行月事，流出血水伴瘀血数块，后诸症逐渐消失，月经就此而终止。

摘自：门纯德．名方广用［M］．重庆：科学技术文献出版社重庆分社，1990：67.

结　语

更年期综合征临床常见虚实夹杂，临证应抓住阴血不足，气郁火旺的核心病机，辨证地使用经方治疗。

更年期综合征由于血虚肝郁所致者，治则以疏肝解郁，宜四逆散，加木瓜柔肝。心神不安，合桂甘龙牡汤镇心安神。痰热加半夏、竹茹、陈皮。血虚肝郁，瘀血阻滞胞宫，月经不调，腹痛拒按，宜桂枝茯苓丸，加柴胡、当归疏肝解郁。

症见心烦、口苦，苔黄，属于心胆内热，宜柴胡加龙骨牡蛎汤调理气机，清胆安神。

阴血内亏，以致阳气有余，胃热炽盛者，口渴，喜冷饮，可选用白虎汤清泻胃火。若内热扰于中焦，呕恶不食，脉滑大者，可采用张仲景安中益气法治疗，选用竹皮大丸清热养阴和胃，本方由石膏、白薇、竹茹、桂枝、甘草组成，主治烦乱、呕逆。

心肾不交，心烦不眠，舌红，方用黄连阿胶汤。

第八章　癫　痫

癫痫是由于中枢神经系统反复突然过度放电所致的间歇性神经功能失调性疾病，表现为运动、感觉、意识、精神等不同程度的障碍。该病的诊断主要通过临床症状和脑电图。

本病属于中医学“癫痫”。其病机主要是气逆、风阳挟痰浊阻塞心窍所致。发作日久可出现脏腑亏虚。

案1　岳美中柴胡加龙骨牡蛎汤案

朱某，11周岁，女孩，北京昌平人。

在出生时，因难产用产钳助生，生后脑顶巅左侧有一个隆起疙瘩。哭闹呕吐甚剧。1周之后，逐渐好转。2~3岁时发现坐时，有时出现两腿并紧，伸直两手插在腿间，脸胀得通红，发呆，呼之不答，发病前后烦躁，犯过则一切正常。4岁左右，诊断为非典型性癫痫。开始服吗啡因及苯巴比妥（鲁米那），两年多以后不再发病，8岁多又有小发作，改为不自主口作吸吮，眼角眉毛上吊，有时在睡前腿和手并紧伸直，继服鲁米那，但经常发作。

……1970年5月17日，来院就诊……此时患儿每日犯病10次左右，每次发作长达约半小时，最短约10分钟。主要症状是：手脚乱颤，两眼直视上吊，两腿上弯，骤然下挺，脚伸直，反复多次；或角弓反张，腹部挺起一尺多高；有时喊叫、昏迷、乱指乱动；有时在地上来回行走，呼叫不应。这些都表明是肝阳横逆，上扰清窍，蒙蔽神明，切其脉浮弦而滑，证属阳痫，不可强制，唯宜取和解之剂，以协调而使之驯服，并辅以摄纳之品，以育阴潜阳，柔以制刚，才能符合“因势利导”之旨。乃取张仲景柴胡加龙骨牡蛎汤：柴胡 9g，黄芩 4.5g，桂枝 9g，半夏 9g，党参 9g，生龙骨 24g，生牡蛎 24g，茯苓 9g，生川大黄 9g，生姜 6g，大枣 3g，予之，嘱服 20 剂。

6 月 17 日第二诊：服前药后，痫发每日减至 6~7 次，时间也有所缩短。因就原方加紫贝齿 15g，增益龙牡收摄浮阳之力，因大便稍溏薄，以熟大黄 3g 易生大黄。

7 月 1 日第三诊：前药服至 6 剂，犯病次数减至 5 次，以后逐日增减，到 6 月 30 日，癫痫基本停止发作。依原方加珍珠母 15g，以安顿精神，再服之。

8 月 10 日第四诊：脉弦象已去，舌白腻已除，因病情已控制，乃为削减全药之量约剩四分之一，使缓缓服之以事观察。不意服至 6 剂时，又发生性情急躁，两眼直视、上吊，嘴微颤动。急改投第 3 方，3 剂后，又复平静。

8 月 26 日第五诊：病势既稳定，因投予安神之剂以巩固之而善其后，方为：整小麦 30g，甘草 9g，大枣 6 枚（擘），知母 6g，生地黄 9g，百合 9g，酸枣仁 9g，茯神 9g，合欢皮 6g，夏枯草 9g，生龙骨 18g，生牡蛎 19g，珍珠母 18g。方中取仲景甘麦大枣汤以缓解精神之急迫，取百合地黄汤以清热养血，夏枯草能清肝火、抑肝阳，茯神、枣仁能宁心益智，同合欢皮有安五脏之功，龙牡、珍珠母均为治小儿惊痫之要药，服后再未犯病。

9 月底停药观察，1 个月以后，每在早晨醒时，一阵阵昏迷，有不自主的吸吮动作，声音很响，又用第二、三方各服 4~5 剂，10 多天后，又复正常。乃为制一丸药方（半夏 90g，南星 45g，朱砂 15g，琥珀、枯矾各 9g，珍珠母 30g。姜汁糊丸，朱砂为衣，每次服 3g，姜汤送下，一日 2 次），使常服之。患儿之舌时常现有白腻苔，故以此化痰安神之丸剂作善后。3 年后随访，精神正常，在校读书，当班长，颇积极。

［原按］

柴胡加龙骨牡蛎汤，是取小柴胡汤而去甘草，以调和肝胆，加桂枝抑上冲之气，龙、牡是摄纳浮阳之要药，且龙、牡得半夏与所加之茯苓，能豁肝胆之惊痰，又导以大黄，则痰滞更得下行。去铅丹不用，是恐久服中铅毒，而疗效不减。总的方义，是和解肝胆，协调上下，潜阳熄风，因势而利导之，使窒滞之机得畅，横恣之势得柔，争取到定癫平痫之效果。

摘自：中国中医研究院．岳美中医案集［M］．北京：人民卫生出版社，1978：75-77.

案 2　矢数道明柴胡桂枝汤案

仓某某，12 岁，女。

由母亲陪同自近郊县来日本东京就诊。体格、营养、面色一般，无特殊可标记项目。初诊 1987 年 8 月 6 日。经问诊得知，2 年前在学校突然感到情绪不好，但据周围目睹者介绍，曾出现 30 秒左右的意识丧失。经病院诊查及脑波检查：诊断为癫痫发作。其后 1 年间，虽服用了抗痉挛药物，但仍屡屡出现类似癫痫发作时的意识茫然状态；4 月再进行脑波检查的结果，与一年前所见比较，几乎未见改善。因腹诊有胸胁苦满，故投给柴胡桂枝汤提取物粉末剂 2g，1 日 2 次。患者及家属均相信汉方，故坚持服药不停。11 月复诊时称，自服药以来，前述癫痫样发作未再出现，情绪良好。10 月 17 日第三次脑波检查结果，与 4 月份相比，已有明显改进；腹症亦好转。

摘自：矢数道明．汉方临床治验精粹［M］．北京：中国中医药出版社，1992：54.

案 3 刘殿禄半夏厚朴汤案

夏某，男，11 岁。

1983 年 4 月 10 日初诊。患癫痫已 2 年。初起发作尚轻，3~4 个月发作 1 次，以后逐渐加重，少则 10 余日一发，多则三五日一发，每次昏倒约 3 分钟左右，有时昏倒时间长达 10 余分钟。每发则突然昏仆，两眼上吊，手足抽搐强直，口角流涎沫，喉中辘辘痰鸣。平时精神萎顿，食欲不振，稍微过食或偶进生冷油腻则大便溏烂。患儿面色少华，舌淡、边有齿痕、苔白，脉细缓无力。患者长期服用苯妥英钠及中药麝香、牛黄、蜈蚣等类。初则尚控制，久服则效愈差。详审此证，属脾虚痰盛，壅遏气机，扰乱心神，治宜健脾益气，豁痰熄风。处方：党参、郁金、陈皮各 6g，白术、法半夏各 12g，茯苓、石菖蒲各 15g，朱砂（冲服）0. 5g，琥珀（冲服）1g。水煎服，日 1 剂。配合每日服安宫牛黄丸 1/3 丸，1 个月后明显好转。共治疗 3 个月其病获愈。

摘自：刘东．刘殿禄老中医治疗小儿癫痫脑瘫经验介绍［J］．新中医，1996，(4)：5.

案 4 关幼波旋覆代赭汤案

刘某，男，34 岁。

初诊：1959 年 4 月 22 日。主诉及病史：自 1954 年开始出现发作性抽搐、神昏，每次发作开始时左上肢发抖，左眼睑抽动，继而神志不清，两手抽动，两目上吊，两腿伸直，两足内翻，面色发紫，牙关紧闭，喉中痰鸣，口吐白沫，有时咬破唇舌，小便失禁。1956 年以后发作逐渐频繁，有时可见小发作，仅表现为左上肢抽动。平时睡眠不安，头痛头晕，食欲尚可，二便正常。诊查：苔薄白，脉象弦滑。有绦虫史。辨证：阴虚肝旺，气血壅滞，痰火上升发为痫证。治法：养阴清热，平肝潜阳，化痰通络。

处方：生石决30g，天麦冬各15g，橘红10g，珍珠母15g，鲜石斛15g，瓜蒌15g，鲜生地30g，赤白芍各24g，礞石10g，旋覆花10g（包），牛膝10g，清半夏10g，杏仁10g，菊花12g，丹皮10g，茯神30g，通草3g。

二诊：药后自觉症状好转，发作减少。按上方加减服药70余剂。2个多月后，发作完全停止，恢复正常工作。

［原按］

癫痫与七情郁闷、阴虚阳亢、痰火壅盛有关。关键在于痰阻气机，壅闭经络，蒙蔽清窍，特别是在发作时，乃因“痰火上迷心窍”而致突然仆倒，口吐痰沫，嚎叫，四肢抽搐。所以，本病是以痰为患，因风、火、惊恐、情志不遂而诱发。本例癫痫有时出现小发作，乃因劳累过度，阴血耗伤，以致阴虚阳亢，故头晕失眠，每次发作前左上肢颤抖，继而痰涎壅盛，昏不识人。有时仅有肢体抽动，系因顽痰阻络、气血壅滞所致。故治疗上以当归、白芍养血活血柔肝，旋覆花、代赭石、橘红、杏仁平肝降气化痰，以珍珠母、生石决、茯神平肝潜阳安神，鲜生地、鲜石斛、天麦冬、牛膝、菊花养阴清热，半夏、瓜蒌、礞石加强化痰之力，丹皮、赤芍凉血活血，丝瓜络、通草通络，故而获效。

摘自：董建华．中国现代名中医医案精粹（2）［M］．北京：人民卫生出版社，2010：329.

案5　赵明锐甘草泻心汤案

李某某，女，68岁。

患者平素精神抑郁，性格不开朗。患癫痫半年余，约20余日或1月发作1次。发作时突然昏倒，不省人事，口吐白沫，两目上视，四肢抽搐，约持续5分钟后，即进入昏睡状态，半小时左右清醒。醒后除感头痛、心悸、疲乏外，余无不适。曾服西药苯妥英钠及利眠宁等药治疗，症状未见多大改善，后改服甘草泻心汤，制成丸剂，连服半年。在服药期间又发作两次，以后一直未复发。

摘自：赵明锐．经方发挥［M］．太原：山西人民出版社，1982：122.

案6 印会河抵当汤案

王某，男，48岁。

1992年5月11日初诊。患者间断发作癫痫16年，每月发作10余次。1989年脑电图检查示中度异常，脑血流图示流出加速、血管调节差。西医诊断：癫痫。舌红，苔少，脉弦。中医诊断：痫证。治宜化瘀散结。处方：水蛭10g，土鳖虫（䗪虫）12g，桃仁12g，大黄6g，生牡蛎60g（先煎），川贝母10g，玄参15g，生薏仁30g，木瓜15g，鸡血藤30g，丹参30g，当归30g，赤芍30g，夏枯草15g，海藻15g，昆布15g，海浮石18g（先煎）。连服7剂。

二诊：服上方第6剂时，癫痫大发作1次，似羊叫一声后，双目上吊，抽搐，口吐白沫，2~3分钟以后清醒，尿黄，大便溏，每日2~3次，纳差。舌红，苔少，脉弦细。继服原方7剂。

三诊：患者于5月18日、19日各发作1次，20日发作2次，每次意识丧失1~2分钟，口吐白沫，无二便失禁，舌脉同前。原方加地龙15g，防己10g，继服10剂。

四诊：已2周未发作癫痫，舌脉同前。原方加钩藤30g，继服7剂。

五诊：服上方后一直未发作癫痫，自觉深吸气时胸痛。舌红，苔少，脉弦细。原方加冬瓜子30g（杵），杏仁12g，芦根30g，继服7剂。

六诊：癫痫未再发作，仍觉深吸气时左胁痛，二便调，舌脉同前。再拟化瘀散结治疗，处方：水蛭12g，桃仁12g，土鳖虫（䗪虫）12g，大黄

6g，生牡蛎 60g（先煎），川贝母 10g，玄参 15g，生薏仁 30g，木瓜 15g，丹参 30g，当归 30g，赤芍 30g，夏枯草 15g，海藻 15g，昆布 15g，海浮石 18g（先煎），郁金 15g，钩藤 30g，白蒺藜 15g。连服 40 剂。

七诊：一直服用上方（2~3 天 1 剂），坚持上班，癫痫未再发作，外院多次脑电图复查均正常。

[原按]

中医学认为本病属“风”病范畴，古有羊角风之称，实即指忽然昏倒抽搐而言。究其风之成因，则众说纷纭，有的主火，谓风火相煽；有的主痰，则为痰迷灵窍等；但验之临床，则均收效甚微。笔者认为本病为瘀血凝聚，其次则为老痰凝结，属有形之痰，故治疗亦采取化瘀软坚散结的方法，取“坚者削之”和“血行风自灭”之意。化瘀的主方是抵当汤，软坚散结的主方是消瘰丸。在服药初期，往往出现一过性症状加重。

摘自：印会河．中医内科新论［M］．北京：化学工业出版社 2010：279.

案 7　邓铁涛甘麦大枣汤案

刘某，男，7 岁。

1991 年 11 月 20 日，因出现右侧嘴角抽搐伴流涎来诊。患儿曾于 1 年前出现一过性的嘴角抽搐流涎，未引起注意，小儿上学后不久又出现类似症状，已经脑电图检查提示：“癫痫型脑电图（有印样放电，左颞区稍明显）”，舌淡黯嫩，苔薄白，脉滑，右稍弦。辨证：脾虚夹痰，肝风上扰。处方：僵蚕 10g，全蝎 10g，荆芥 3g，白芍 15g，太子参 15g，云苓 12g，白术 12g，熟枣仁 15g，甘草 6g，麦芽 20g，大枣（去核）4 枚。上方加减服用 3 月余，症状未再发作，1992 年 1 月 27 日复查脑电图示：“好转，病理波指数减少。”连续服用近 2 年，2004 年 7 月复查脑电图示：“正常范围脑电图。”追踪至今，病情未见反复，脑电图复查正常。

[原按]

邓老认为癫痫的发病主要与患者的气虚体质有关。此例患者，诊断主要靠脑电图，症状体征仅有一过性的嘴角抽搐流涎，舌淡黯嫩，苔薄白，脉滑，右稍弦。邓老抓住癫痫患者发病的气虚夹痰本质，辨证为脾虚夹痰，肝风上扰。运用四君子汤以健脾补气，甘麦大枣汤以平补心脾，对于癫痫邓老喜用僵蚕、全蝎对药，二者既可以化痰止痉，又可以配合荆芥、白芍舒肝解郁，以利脾土健运。药证相对，故收效颇佳。

摘自：邱仕君．邓铁涛医案与研究．[M]．北京：人民卫生出版社，2009：214-215.

案8　李克绍桂枝去桂加茯苓白术汤案

王某某，女性，年约五旬，住济南市白马山。

患者经常跌倒抽搐，昏不知人，重时每月发作数次，经西医诊断为“癫痫”，多方治疗无效，后来学院找我诊治。望其舌上，一层白砂苔，干而且厚。触诊胃部，痞硬微痛，并问知其食欲不佳，口干欲饮，此系水饮结于中脘，但患者迫切要求治疗痫风，并不以胃病为重。我想，癫痫虽然是脑病，但是脑部的这一兴奋灶，必须通过刺激才能引起发作，而引起刺激的因素，在中医看来是多种多样的，譬如用中药治癫痫，可以选用祛痰、和血、解郁、理气、镇痉等各种不同的方法，有时都能减轻发作，甚至可能基本痊愈，就是证明。本患者心下有宿痰水饮，可能就是癫痫发作的触媒。根据以上设想，即仿桂枝去桂加茯苓白术汤意，因本证不发热，把桂枝、姜、枣一概减去，又加入枳实消痞，僵蚕、蜈蚣、全蝎以搜络、祛痰、镇痉。处方：茯苓、白术、白芍、炙甘草、枳实、僵蚕、蜈蚣、全蝎。患者于一年后又来学院找我看病，她说，上方连服数剂后，癫痫一次也未发作，当时胃病也好了。现今胃病又发，只要求治疗胃病云云。因又与健脾理气化痰方而去。

[原按]

癫痫虽然是脑病，但是脑部的这一兴奋灶，必须通过刺激才能引起发作。而引起刺激的因素，是多种多样的。本患者心下有宿痰水饮，可能就是其癫痫发作的触媒。本病在行水散饮的基础上，酌加搜络、祛痰、镇惊的药物，使多年之癫痫痊愈，是很值得进一步研究的。

摘自：李克绍．伤寒解惑论［M］．济南：山东科学技术出版社，1978：145.

案9　刘炳凡肾气丸、甘麦大枣汤案

梅某某，男，8岁。

病名：痫证。

病因：患痫证多年，发作时突然倒地，口流涎沫，四肢抽搐，近来发作频繁，每隔5、6天发作1次。每次数分钟苏醒。

证候：1978年4月初诊：精神不振，面色无华，多梦，易出汗，双足冷，食纳差，舌苔薄白，舌质淡，脉弦细。

诊断：此乃久病正虚，肝肾不足，筋脉失养，肝风挟痰，随气上逆，清窍被蒙而发病。

治法：此病重在治本，法当补养精血，佐以镇静安神。

方药：制首乌12g，丹参10g，淮山药15g，熟地12g，山茱萸6g，丹皮6g，泽泻10g，白芍12g，附子3g，牛膝10g，磁石10g，炙甘草5g，龟板15g，炙鳖甲15g，牡蛎15g，龙齿6g，浮小麦10g，大枣5枚，砂仁3g，鸡内金4g。

效果：服上方15剂后，痫证已停止发作，精神好转，汗出减少，足已温。原方去附子，继服20剂，疗效巩固，未再复发。

摘自：刘光宪．刘炳凡医论医案［M］．北京：科学出版社，2012：426.

结　语

癫痫由风火挟痰上扰所致者，见梦多、烦躁，舌质红，苔黄，脉弦，宜柴胡加龙骨牡蛎汤。病情较轻者，可选用柴胡桂枝汤治疗。

风痰阻滞气机，蒙蔽清窍者，见失眠，头痛头晕，苔薄白，脉象弦滑，宜旋覆代赭汤，降气化痰，可加瓜蒌、礞石加强化痰之力。阴虚肝旺可加鲜生地、鲜石斛、天麦冬、当归、丹皮、白芍、菊花、珍珠母、生石决明、赤芍等。

本病由气逆痰阻所致者，舌淡、苔白，脉缓，可选用半夏厚朴汤，并加入朱砂、琥珀、安宫牛黄丸开窍安神。脾虚者加陈皮、白术、党参，痰浊较重加郁金、石菖蒲。

痰热内阻发为癫痫者，宜甘草泻心汤。

癫痫顽固者，常见老痰凝结、瘀血凝聚，舌苔薄黄，脉沉。治疗时宜化瘀软坚散结，印会河化瘀常用抵当汤加䗪虫，并合消瘰丸（生牡蛎、玄参、贝母）、夏枯草，配以僵蚕、蜈蚣、全蝎等熄风之品。

邓铁涛认为癫痫的发病主要与气虚夹痰有关，症见舌淡黯嫩，苔薄白，脉弦滑。临证常用甘麦大枣汤以缓肝补脾安神，气虚合四君子汤，并常加僵蚕、全蝎化痰止痉。李克绍认为治疗癫痫当明确其发病之因，其中伏痰水饮即是常见宿根，故用桂枝去桂加茯苓白术汤健脾利水、化饮通阳，以治其本，加僵蚕、蜈蚣、全蝎祛风痰治标。刘炳凡认为癫痫惊恐日久可伤及肝脾肾，此为阳升风动、积痰不化的根本原因，本病当发时治标，平时治本，补后天以培先天，达到机体的阴阳平衡。方用肾气丸合甘麦大枣汤，加白芍、磁石、龟板、炙鳖甲、牡蛎、龙齿等平肝熄风药。以上三位名医治法选方，可供癫痫日久虚实夹杂患者治疗参考。

第九章 面神经炎

面神经炎是指面神经的急性炎症引起的周围性面瘫。表现为漱口时口角流水，一侧眼睑闭合困难，口角歪斜等。

本病属于中医学“中风中经络”范畴，病由气血不足，风寒瘀滞经络，筋脉失养所致。

案1 刘渡舟桂枝加葛根汤案

张某某，女，26岁。

时值炎夏，乘长途汽车返乡，面朝敞窗而坐，疾风掠面，当时殊觉凉爽，抵家却发觉左侧面部肌肉拘急不舒，口眼歪斜。视其舌苔白而润，切其脉浮。辨为风中阳明经络，正邪相引所致。治当疏解阳明之风邪，兼以缓急解痉为法。桂枝9g，白芍9g，生姜9g，大枣12枚，炙甘草6g，葛根15g，白附子6g，全蝎6g。仅服两剂，汗出邪散而病愈。

[原按]

面部为阳明经所行。手阳明经“其支者，从缺盆上颈贯颊”；足阳明经起于鼻之交頞中，循鼻外入齿夹口，绕承浆，循颐，出大迎，循颊车，上耳前。风中阳明经络，阻碍经络气血不利，经脉拘急，发为口眼歪斜。正如《金匮要略》所说：“络脉空虚，贼邪不泻，或左或右，邪气反缓，正气即急，正气引邪，歪僻不遂。”选用桂枝加葛根汤治疗，在于本方既能解肌祛风以散邪，又能疏通阳明经络以解痉，敷畅营卫，升津滋脉为特长。加白附子、全蝎者，以增强祛风之力。桂枝加葛根汤有双向调节作用，散中有补，通中能润，祛邪扶正。近世多用于治疗颈椎病之头项强痛，冠心病的胸背疼痛等症状，效果理想。

摘自：陈明．刘渡舟临证验案精选［M］．北京：学苑出版社，1996：138.

案 2　刘惠民白虎汤案

马某，男，36 岁。

1971 年 7 月 5 日初诊。病史：口眼歪斜半天。十余天前开始，左腮部肿胀、疼痛，昨日被雨淋后，今晨发现左眼睑不能闭合，嘴向右歪，漏水、漏饭，左面部觉麻木，口感乏味，食欲欠佳，胸、腹胀满，睡眠不好。检查：左侧腮腺肿大，轻微压痛，左眼睑不能闭合，流泪，口角向右歪斜，牙齿对合不齐，左鼻唇沟及额纹消失。舌苔白厚，中部微黄。脉弦数。辨证：外感风邪，痰火阻络。治法：祛风化痰通络，清热泻火解毒。处方：升麻 12g，羌活 12g，金银花 15g，黄芩 15g，生石膏（研）36g，知母 15g，天花粉 15g，白芷 12g，甘草 9g，荆芥穗 12g，防风 12g，天南星 12g，全蝎 12g，木通 12g，水煎两遍，分两次温服。

7 月 13 日二诊：服药 6 剂，左腮仍肿，已不痛，口眼歪斜见轻。食欲仍差，大便略稀。舌苔同前，脉弦滑，已无数象。原方去生石膏、升麻、羌活、木通，加生地 18g，当归 15g，川芎 12g，红花 12g，陈皮 12g，玄参 15g，代赭石 18g，滑石 30g，水煎服。煎服法同前。

7 月 18 日三诊：服药 3 剂，嘴歪减轻，眼睑已能闭合，吃饭睡眠均有好转。舌苔脉象同前。原方去防风，加香薷 12g、豨莶草 15g，水煎服。煎服法同前。另以天麻 36g，全蝎（去刺）45g，川贝 30g，共研细粉。每次服9g，早晚各服1次。8月5日随访：上药又服6剂，并服药粉1料，诸症见愈。

[原按]

刘老医生认为，由于足阳明支脉挟口环唇，足太阳之脉起于内眦，外感风邪中于足太阳经络或足阳明经，痰浊内蓄，积久生热等，均可引起风痰之邪阻滞经络，产生气血郁滞而引起本病。故他治疗本病除宗前任祛风养血，活血通络等法外，常配以清热豁痰之品，多仿古方牵正散、三生饮加减成方。用荆芥、防风、蝉蜕、羌活、白芷、天麻、苍耳子、全蝎、僵蚕、豨莶草、地龙、钩藤等祛风通络，用当归、白芍、熟地、川芎、鸡血藤、血竭、乳香、没药、红花养血活血，用生石膏、金银花、知母、天花粉等清阳明胃经之热，用天南星、川贝、浙贝、天竺黄、竹沥等清化热痰，并根据兼证之不同随证加减。

摘自：戴岐，刘振芝，靖玉仲．刘惠民医案［M］．济南：山东科技出版社，1978：241.

结　语

面神经炎发病多与受凉、受风有关，治疗多以祛风通络为大法。

面部为阳明经所行，风中阳明经络，阻碍经络气血不利，经脉拘急，发为本病，宜桂枝加葛根汤，解肌祛风，方中葛根能疏通阳明经络。临床可合用牵正散。

若风邪中于足阳明经，风痰阻经，气血郁滞，积久生热者，宜白虎汤加味治疗。如选用金银花、荆芥、防风、蝉蜕、全蝎、僵蚕、羌活、白芷、天麻、地龙、钩藤祛风通络，当归、川芎、鸡血藤、乳香、没药、红花活血通络，南星、浙贝、竹沥等化痰通络，随证加减。

第十章 多发性神经炎

多发性神经炎是指由中毒、代谢障碍、感染、变态反应等多种原因引起多数周围神经末梢损害的疾病，主要表现为四肢远端的感觉、运动和自主神经障碍。有感觉异常、灼热、疼痛、麻木、肢冷，严重者可以出现肌萎缩。

本病属中医学“痿证”“痹证”范畴。本病与肝、肾、肺、胃等脏有关，病机多由于肝肾气血不足，风、寒、湿、热侵袭，痰瘀痹阻所致。

案1 何炎燊白虎汤案

李某，男，57岁。

初诊：1981年8月12日上午10时。主诉及病史：患者一向健康，8月6日感受外邪，发热头痛，经西医治疗后好转，8月10日晚又头痛心烦，并觉四肢麻痹无力，即到甲院门诊（用西药不详）。11日晨起床病情加重，改到乙院门诊（亦用西药不详），下午麻痹更甚，呈向心性发展，渐至四肢活动不灵，不能行走。4时半，由家人背负入院。值班医生初步诊断意见为“多发性神经炎”。以病势急，且时将入暮，即用西药处理：静滴地塞米松、四环素，肌注青霉素，维生素C，ATP，维生素B_1、B_{12}、B_6及乌洛托品等。12日晨，病情严重，四肢完全瘫痪，上午8时，开始排尿困难，胸膈拘急、短气似喘，进食时一饭粒误入气管，欲咳无力，咳嗽

10余分钟始能将饭粒咯出。当时西药仍按昨日方药处理，10时，请余会诊。诊查：病者形体壮实，面赤，神清，答话流利，惟全身瘫软，不能稍动，肌张力下降，腱反射消失，未引出病理神经反射。自诉头痛、心烦，口干渴饮，数日来大便干结，小溲黄短，扪之身有微热，口秽喷人，唇焦，舌质深红，苔黄燥，脉数（88次/分），左弦劲，右滑大。血象：白细胞计数 $21\times10^9/L$；分类：杆状细胞0.02，分叶细胞0.83，淋巴细胞0.15。辨证：病属中医痿证范畴。原病者禀素阳盛，时方炎夏，感受暑热之邪，深踞阳明而成热痿。《内经·痿论》云："治痿者，独取阳明何也？阳明者，五脏六腑之海，主润宗筋，宗筋者，束骨而利机关也。"脉症合参，皆一派阳明内热燔炽的据。治法：大剂白虎汤以清解阳明经热，再加清肝、透邪、滋液、通络之品。处方：石膏60g，知母15g，甘草5g，生地黄30g，葛根20g，羚羊角5g，丝瓜络20g，桑枝30g，茅根30g，薏苡仁30g，银花藤30g，连翘15g，板蓝根15g。

二诊：昨日会诊后病情继续恶化，中午病者出现呼吸窘迫、吞咽困难，家人惶恐，商转院往广州。适中药煎好，只能少少频进，至下午1时半，中药灌完，嘱其安卧，静观其变。5时半，病者自觉气顺，晚餐吞咽较易，能尽稀粥一碗，且能自动排尿。夜睡颇酣。13日晨，病者竟能起坐下床，惟仍酸楚无力。表热虽退（36.80℃），脉仍大数，舌黄未净，口秽溺赤依然。前方药再进1剂（昨日午后停用西药）。

三诊：8月14日。病者能扶杖步行，大便通畅。血象：白细胞计数 $16.5\times10^9/L$；分类：杆状细胞0.02，分叶细胞0.77，淋巴细胞0.20，大单核细胞0.01。舌苔退薄一半，仍黄燥，脉弦大未和。炉烟虽熄，恐灰中有火，除恶务尽，再用前方。

四诊：8月18日。前方药共服7剂，诸恙悉蠲，脉和舌净。血象：白细胞计数 $9.5\times10^9/L$；分类：分叶细胞0.73，嗜酸细胞0.02，淋巴细胞

0.25，改用薛氏参麦散合增液汤调理而康（方药从略）。

［原按］

此例病势甚急，虽连续用西药治疗，仍日趋严重，甚至出现呼吸吞咽困难、肋间肌及膈肌麻痹等危象，而服中药4小时后即见效果，且病愈之速出乎意料。可知中医不但能治急重病，且若投剂中肯，更效如桴鼓。此病属中医痿证范畴。痿证病机复杂多端，慢性者多肝肾阴虚，或夹痰瘀；其感时邪而发者，常见有燥伤肺金，“肺叶焦则痿”以及“湿热不攘，大筋软短，小筋弛长”等类型。此例则属阳明实热，并不多见。白虎汤专解阳明经热，故用之为主，加生地黄凉血滋液，葛根升发清阳，以涵濡筋脉。阳明里热，常引动厥阴风木，且肝主筋，故加羚羊角、桑枝以清肝舒筋；茅根、丝瓜络、苡仁皆阳明经药，既可佐白虎解热，又有疏通脉络之功。又考虑病由外感时邪引起，且血象显示白细胞数偏高，故加银花、连翘、板蓝根以透邪解毒（抗感染），如此复合成方，药味虽多而丝丝入扣，故获良效。

摘自：董建华，王永炎．中国现代名中医医案精粹（4）［M］．北京：人民卫生出版社，2010：11.

案2　原明忠黄芪桂枝五物汤案

赵某，男，21岁。

初诊：1982年9月23日。主诉及病史：1982年7月初持续高热9天不退，体温达39℃，于第6天出现四肢痿软无力，不能走动，不能持碗筷进餐。西医诊断为格林巴利综合征。退热后，即转内蒙古自治区医院诊治，诊断同上，对症治疗2个月，虽有好转但进展很慢。故转中医科治疗。诊查：现四肢肌肉对称性萎缩松弛，不能站立，需人搀扶方可缓行，并伴恶心、食少。面色黄白，形体消瘦，舌质正常，苔白薄。语言清利，声音较低，气息不足。脉沉缓较无力。辨证：痱病。证属营卫气虚，脾胃不和，筋肉痿软。治法：益营卫、和脾胃、强筋骨。方选黄芪五物汤合小柴胡汤加味，并加用启瘫散。汤方：黄芪50g，白芍10g，桂枝10g，当归10g，党参10g，柴胡10g，黄芩8g，半夏9g，甘草9g，竹茹10g，木瓜9g，牛膝10g，薏苡仁15g，生干姜3g，大枣2枚。散方：祁蛇100g，蜈蚣20条，全蝎20个，共研细面，每服2g，每日3次，于饭后白开水送服。

服上方药6剂后，恶心消失，食谷香，胃纳增，余无变化。服药至30剂，感觉四肢较前有力，可自行步履，能蹲坐起立，四肢肌肉萎缩明显好转。唯站立不能持久，约5分钟后即向后倾退，但能控制不仆。脉象沉缓转有力。此时营卫之气已复，脾胃调和，筋骨痿软，肝肾阴虚，故更法变方。益营卫、补肝肾，强筋骨。以黄芪五物汤合加味金刚丸加味。处方：黄芪50g，白芍10g，桂枝10g，当归10g，甘草9g，木瓜9g，川牛膝10g，薏苡仁15g，川萆薢15g，炒杜仲9g，肉苁蓉15g，菟丝子10g，党参10g，干姜3g，大枣2枚，水煎服。每日1剂。又进药40剂。一切活动正常而告痊愈。

［原按］

《灵枢·热病》篇指山："痱之为病也，身无痛者，四肢不收。"所谓四肢不收，即将患者四肢放于任何位置，均不能自行收持移动，与"不用"义同。"身无痛者"，是鉴别于因四肢疼痛而不能收持之痹证。虽未明言肌肉萎缩，但大纲已备，故本例患者可诊断为痱病。治疗主要抓住营卫之气俱衰，不得温煦营养筋肉而致筋肉痿软无力之病机。故重用黄芪为君以益卫气，桂枝、白芍、当归为臣以养营气，党参、木瓜、牛膝、杜仲、萆薢以强健筋骨，祁蛇、蜈蚣、全蝎宣气血，启瘫软，配伍相得，授收全功。痱病与痿证不同，痿证以双下肢痿软无力为特点；痱证则以四肢痿软无力为主症。又与痹证出现四肢疼痛不能活动者迥异。本病也不应列入中风证范畴，《医宗金鉴》将此病列在中风门内，似应分开论治为宜。本病当及早治疗，治之得法，基本上均可治愈。少数则留残疾于终身。严重者，可因呼吸麻痹而致死亡，正如《灵枢·热病》篇所说："甚则不能言，不可治也。"

摘自：董建华．中国现代名中医医案精粹（1）［M］．北京：人民卫生出版社，2010：447.

案3 董德懋黄芪桂枝五物汤案

张某某，男，60岁，干部。

患者因口渴乏力消瘦伴下肢疼痛于1983年2月11日入院。1982年7月曾因口渴引饮，头目眩晕，溲尿增多，体重减轻，下肢刺痛，查尿糖（++++），血糖180mg%，以糖尿病、坐骨神经痛住某某人民医院治疗，住院期间口服降糖灵，肌注维生素B_{12}，且进行理疗和按摩治疗，一个月后查尿糖（±），血糖140mg%，然肢痛不减。于1982年12月在某某医院神经内科检查，排除了脑肿瘤引起的下肢刺痛，诊为"糖尿病合并多发性神经炎"。劝其出院中药治疗。入北京广安门医院后，患者双下肢持续性刺痛，如触电样，不得触及衣被，入夜则用木棍支撑衣被以防触动而痛。双下肢外侧有20cm×5cm大小区域，其痛尤甚。伴有头晕眼花，动则加重，有欲跌扑之势，口苦咽干，小溲无恙，大便质软，日两行。T36.5℃，R18次/分，BP110/80mmHg。体瘦，发育营养差。扁桃体不大，咽部轻度充血，浅表淋巴结未触及，甲状腺（-）。瞳孔等大。胸廓对称，呼吸平稳，两肺叩诊未见异常实变体征。心界不大，心脏未闻及病理性杂音，律齐。腹平丰满，肝脾触诊不满意，四肢键反射正常。实验室检查：血糖102mg%，BUN16.1mg%，K^+ 4.42mg/L，Na^+ 137.8mg/L，Cl^- 104.7mg/L，血沉6mm/h，血色素14.1g。舌质嫩红，苔薄白，脉弦细。综上脉症，证属阴虚燥热之消渴，气营两虚、脉络瘀阻之痛痹，拟滋补肝肾，祛风通络治之，方宗归芍地黄丸加减：生地 10g，当归 10g，杭白芍 15g，防风 6g，桑枝 15g，怀牛膝 10g，山药 10g，茯苓 10g，川桂枝 6g，地龙 10g，独活 6g，炙甘草 5g，黄芪 15g。

宗上方进服 32 剂，诸恙均减，肢痛十去七八，已不用木棍支撑衣被，步行稳健，纳香便和，继守调补肝肾大法，疏方：女贞子 12g，旱莲草 12g，当归 12g，赤白芍各 12g，川芎 6g，茯苓 12g，木瓜 12g，牛膝 12g，地龙 12g，桑枝 12g，忍冬藤 20g，夜交藤 20g。守上方调治半个月，复查血糖 105mg%，体重增加，头晕眼花已解，两下肢外侧疼痛已除，故以临床治愈出院。

[原按]

经云"二阳结谓之消"。消渴之证因于阳明热盛，蕴结化燥，消灼肺胃之津液，进而肾燥精虚，故知病损肺胃肝肾诸脏。肝肾同源，精血互生，故肾病及肝。肾主骨，肝主筋，肝肾不足，气营两虚，筋骨失养，不荣则痛。故方用归芍地黄汤增损以标本兼治。方中生地、当归、白芍、山药、二至丸、黄芪、牛膝以滋补肝肾，强筋健骨，取桑枝、桂枝、地龙、独活以祛风通络。本案为消渴病疾，合并痛痹，董老谨守病机，标本兼治，正复邪除，以收全功。

摘自：于增瑞．董德懋治案两则［J］．北京：北京中医杂志，1985，（1）：3.

案 4　刘渡舟黄芪桂枝五物汤案

姜某，男，20 岁。

1993 年 11 月 3 日初诊。患者于 1993 年 6 月始，四肢末梢感觉异常，行走两腿无力，某医院诊断为"急性感染性多发性神经根炎"（格林-巴利综合症）。服用泼尼松、维生素等药物无效，病情逐渐加重。八月下旬做神经活检术，伤口愈合后病情继续恶化，以至完全不能行走，特请刘老诊治。患者被抬入诊室，神情沮丧，四肢无力，可见上肢及大、小腿肌肉已萎缩，以物刺其手足指（趾）尖，毫无痛觉。腰膝酸软，有时遗尿，头晕，自汗出。舌红苔白，脉大无力。此阴阳营卫气血俱虚，邪气内侵所致。治当调和营卫气血，补益肝肾阴阳，为疏两方。一方：黄芪40g，桂枝15g，白芍15g，生姜15g，大枣12枚，地龙10g，桃仁10g，红花10g，当归15g。二方：熟地30g，肉桂4g，附子4g，肉苁蓉12g，党参12g，巴戟天12g，远志10g，山萸肉15g，石斛30g，茯苓20g，麦冬18g，炙甘草10g，五味子10g，薄荷2g，菖蒲20g，生姜3片，大枣5枚。以上两方交替服用。

服药30剂，患者渐觉双腿有力，乃停服“泼尼松”。又续服30剂，患者四肢能抬举，已能坐起和站立，末梢皮肤知觉逐渐恢复，双足背、趾尖有针刺感，小腿外侧肌肉拘紧，此瘀血内阻，经络不通之象。为拟以下两方。一方：金银花10g，防风6g，白芷6g，陈皮10g，炙甘草6g，穿山甲10g，浙贝14g，天花粉20g，当归20g，乳香6g，没药6g，赤芍15g，皂角刺10g，川牛膝15g。二方：桃仁10g，红花10g，羌活4g，没药6g，地龙6g，秦艽10g，炙甘草6g，牛膝10g，五灵脂10g，当归5g，川芎10g，香附12g。

两方交替服用，服至三个月，下肢拘急、疼痛消失，架拐可走十余步，后弃拐亦能行走二三步。嘱其加强肢体锻炼，并疏加味金刚丸（萆薢、木瓜、牛膝、杜仲、肉苁蓉、菟丝子）、大补阴丸（龟板、生地、知母、黄柏、猪脊髓）等成药服用。经治半载，恢复了体力与肢体的运动功能。终使顽疾尽拔，现骑车、打球已如常人。

[原按]

治疗本案当着眼于两种病机，一是肾中阴阳俱虚，元气衰败；二是营卫气血失调，邪阻经络。前者辨证的关键是痿证见有腰膝酸软、遗尿、头晕、舌红，此为肾中精气亏损的表现；后者辨证的眼目在于自汗出，这是营卫不调的现象。……故刘老处两方交替服用。一方为黄芪桂枝五味汤加味，用以调和营卫。本方为桂枝汤之变方，即由桂枝汤去甘草倍生姜加黄芪而成，用桂枝汤调和营卫，畅行气血。去甘草之壅滞，且倍生姜加黄芪，目的在于走表益卫，通阳逐痹，此《内经》所谓“阴阳形气俱不足，勿取以针，而调以甘药”之意。夫气虚则血凝，邪侵则血滞，故加桃仁、红花、地龙、当归以活血通经。二方为地黄饮子，用于滋肾阴，补肾阳，兼以化痰通络。本方善治下元虚衰，筋骨痿软无力，致足痿不能用之证。方中熟地、山萸肉补肝肾，滋乙癸之源；肉苁蓉、巴戟天温肾阳，补先天之气；附子、肉桂温养真元；麦冬、石斛、五味子滋阴敛液，使阴阳相配；菖蒲、远志、茯苓交通心肾，兼化痰湿；少用姜、枣、薄荷以和营卫。全方配伍，标本兼顾，用之能使水火相济，阴阳相交，气血平和，而痿痱自起。前两方，以补为主，行气活血为次，待营卫气血渐充，阴阳调和，皮肤知觉开始恢复，始感四末痛如针刺，肌肉拘急，此乃经络瘀阻之象也。在前治的条件下，能任通伐，故改用仙方活命饮和身痛逐瘀汤。仙方活命饮不惟外科所专，对于“经络闭塞，气滞血瘀”的内科之证亦不妨一试。刘老常以此方治疗气血瘀阻经络，体侧疼痛（沿少阳经）多效。身痛逐瘀汤活瘀通络，以治周身之疼痛。两方交替服用，务使瘀开络畅，气血得以周流为治疗目的。最后用加味金刚丸、大补阴丸补肾培本，强筋骨，以善其后。

摘自：陈明．刘渡舟临证验案精选［M］．北京：学苑出版社，1996：152.

案5 万友生当归四逆汤案

姚某，男性，37岁。

1974年9月23日初诊，患周围神经炎已1年，初因铁锤击伤右手中指，发生疼痛麻痹，经久不愈。至今年3月，渐觉两脚如有物挤压，脚心冰冷，并由下而上发展为上下肢奇痒，须用力搔抓方快，渐致手足麻木冰冷，尤以两足为甚，五月天气已暖，仍穿三双线袜和棉鞋，尚有冷感。麻木从手足指、趾起，上行经腕、肘与踝、膝而达于前臂和大腿，尤以踝关节以下毫无冷热痛痒知觉。曾经中西医治疗获效，上肢症状基本消失，惟下肢症状依然。从8月26日起，病情又加剧，经全市中西医会诊治疗无效。现上下肢麻木冰冷，尤以下肢脚心为甚，不知痛痒，饮食日益减少，体重明显下降，脉细弦而缓。投以当归四逆汤方加味：当归15g，桂枝10g，白芍15g，炙甘草10g，细辛3g，木通10g，生姜10g，大枣30g，黄芪30g，鹿茸2g（末冲）。

10月4日二诊，服上方12剂（前6剂以鹿角胶代鹿茸），手足麻木明显减退，已由腕、膝关节松解到手足指趾尖，并稍有知觉，脚心由冷转热。但胃纳仍差，守上方加党参、白术、云苓各15g。

10月9日三诊，再进上方5剂，病情更见好转，尤以右脚趾尖知觉恢复尤明显。但两脚有筋掣和针刺或触电样感，胃纳仍差，疲倦嗜睡而梦多，大便日行2次，量少色黑黄，小便正常。由于昨日天气转凉，左脚心又稍有冷感，守上方加重白芍和炙甘草各30g。

10月13日四诊，再进上方3剂，手足知觉基本恢复，冷感亦除。现仅踝关节以下仍有轻微麻痹感，胃纳已开，饮食增进，守上方加减以善后：当归15g，桂枝10g，白芍15g，炙甘草10g，生姜10g，大枣30g，黄芪30g，鹿茸2g（末冲），党参15g，白术5g，云苓15g，桑枝120g（煎汤代水煎药）。嘱服5剂后，仍用本方10剂蜜丸长服以巩固疗效。1978年4月间，我因讲学到患者所在地，会见他的爱人，询知其病早痊愈，并已4年未再复发过。

[原按]

从本案症见上下肢麻木冰冷脉细弦而缓来看，显属阳气不足，肝经血脉不通之候。这和《伤寒论·厥阴病》篇“手足厥寒，脉细欲绝者，当归四逆汤主之”是完全吻合的。故采用当归四逆汤为主温补肝阳以通血脉。又从其脚心冷甚来看，由于脚心为肾经主穴涌泉所在地，冷彻脚心，肾阳必虚，故加鹿茸以壮肾阳。又从其四肢麻木不知痛痒来看，可见卫外之气甚虚，不能畅行肤表，故加黄芪以大补卫气。由于药证吻合，故获良效。当归四逆汤对神经、血管、关节的多种慢性疾病（如周围神经炎、血栓性脉管炎和慢性风湿性关节炎等）的虚寒证均有效。

摘自：万友生．中国百年百名中医临床家丛书·万友生［M］．北京：中国中医药出版社，2003：141.

结　语

周围神经炎急性感邪而发，当以祛邪为主，慢性病多兼气血肝肾不足，当补血之中佐以通络。

如属阳明气分实热，筋脉失于濡润者，宜白虎汤，临床可加葛根、茅根、丝瓜络、苡仁解热通络。银花、连翘以透邪解毒。

病久气血不足，不得温煦营养筋肉所致，黄芪桂枝五物汤加味。邪气未尽合小柴胡汤；瘀血重疼痛者，加桃仁、红花、当归、鸡血藤、地龙等；血虚舌淡、脉弱者，合当归补血汤；肝肾不足，气营两虚，筋骨失养，四肢痿弱，不能久立者，宜合当归芍药散，阴虚者方中去白术，加山药。肾虚腰膝酸软，合用地黄饮子。

若四肢肢麻木冰冷，脉细弦而缓，属阳气不足、肝经血脉不通，宜当归四逆汤温补肝阳以通血脉，临床可加蜈蚣等通络。

第十一章 三叉神经痛

三叉神经痛是指三叉神经分布区内出现阵发性、反复发作的剧烈疼痛。其特点是：骤发骤停性闪电样、刀割样、烧灼样、顽固性、难以忍受的剧烈性疼痛。说话、洗脸、刷牙或微风拂面，甚至走路时都会导致阵发性的剧烈疼痛。历时数秒或数分钟，疼痛呈周期性发作。

本病属于中医学“头痛”范畴，其病位在肝、胃，与风、火有密切的关系，常兼夹痰、瘀。

案1 张羹梅白虎汤案

林某，男，59岁。

初诊：1975年10月21日。主诉：间歇性、发作性头面部剧痛已7年。病史：7年前，面颊部疼痛。发作时，由半小时至数小时缓解，疼痛区域以左侧头面部为主，并伴有面部肌肉抽搐，眼泪鼻涕直流，自己不能控制，甚至口涎流淌不止。发作缓解后没有疼痛。曾服中西药物，反致发作次数增加，间歇期缩短。诊断：三叉神经痛。现症：左侧头面疼痛颇剧，按之更甚；涕泪直流，口角流涎，时发时至，苦不堪言；口干欲饮。脉弦数，苔光剥，舌质红。面颊者，属足阳明胃经，胃火上亢则面颊疼痛；胃火之上亢，由于胃阴之不足，阴阳失调之故也。方拟养胃阴，清胃火。生地12g，玄参12g，知母9g，赤芍9g，石膏30g（先煎），香白芷6g，川芎4.5g，鲜金钗18g（先煎），石决明30g（先煎），蜈蚣2条（研粉冲服），麦门冬12g。4剂。丹参注射液2ml，肌内注射，每日两次。疗效：上药服2剂后，头面部疼痛立见好转；4剂后，未再发作。经随访以后，发作减轻，间歇期延长。

[原按]

本案白虎汤合玉女煎加减治疗，再配合蜈蚣、白芷、川芎等祛风止痛。三叉神经痛的区域属足阳明胃经。因此，面颊部疼痛、流泪淌涎等症，乃属于足阳明胃经之病，故用清胃火、养胃阴之药，收到比较理想的治疗效果。

摘自：张羹梅．张羹梅医案［M］．上海：上海科学技术出版社，2008：83.

案2　祝谌予葛根汤案

杨某，男性，64岁，退休工人，门诊病历。

1993年2月9日初诊。主诉：发作性右面剧痛3年，加重半月。3年前突发右面疼痛，放射至右额及右颊，伴面肌抽动，坐卧不宁，甚则洗脸、说话、咀嚼时亦痛不可忍，经某医院神经科诊断为三叉神经痛，服痛可宁、去痛片等西药疼痛暂略缓解，但不能维持长久。半月来因气候寒冷，面痛持续发作，每日可达十几次。现症：右面剧痛，窜及右额及耳前，呈刀割样或烧灼样痛，张口讲话及用力咀嚼时疼痛加剧，不能触摸，甚至面肌抽动，流泪流涎，因病而入睡不安，头晕脑胀，遇冷诱发。二便如常。舌红暗，脉细弦。辨证立法：风寒入络，筋脉失养。治宜祛风散寒，滋养筋脉，解痉止痛，方宗《金匮》葛根汤加味。处方：桂枝10g，白芍10g，炙甘草6g，生姜3片，大枣5枚，麻黄3g，葛根15g，羌活10g，钩藤10g，生地10g，细辛3g，菖蒲10g，五味子10g。水煎服。

二诊（2月18日）：服药5剂，右面颊未再剧痛发作，入睡较安，情绪较佳。唯张口或触摸仍痛，口干思饮，守方加川芎15g，白芷10g，白蒺藜10g，再服14剂。

3月14日三诊：右面颊抽疼或触痛均已告愈，讲话咀嚼恢复正常，停用止痛西药未再反复。舌暗红，脉细弦。嘱再服原方7剂，以巩固疗效。

［原按］

本案祝师辨证属风寒入络，筋脉失养，缘阳明经脉布于面。风寒之邪客于阳明之经，经脉遏阻不畅，故面痛暴作，遇寒加重，寒性收引则面肌抽动；风性主动则串至额颊。病程虽久，邪仍在经络。故治疗以经方葛根汤为主祛风散寒、滋养筋脉。佐羌活、白芷、细辛散寒止痛；生地、川芎、钩藤、白蒺藜养血活血，祛风解痉；菖蒲、五味子通窍安神。其中生地配细辛为祝师治头面疼痛之经验对药：生地甘寒，滋阴清热；细辛辛温，祛风止痛。两相配伍，以细辛之升散引生地之甘寒直达头面，共奏养阴止痛之功而无燥烈伤阴之弊。

摘自：董振华等．祝谌予临证验案精选［M］．学苑出版社，1996：90.

案3　范中林麻黄汤案

邢某某，女，67岁。河北省任丘县马家坞乡，农民。

病史：1975年春节，左面部疼痛，其后逐渐转为剧痛，阵阵发作，持续3年之久。任丘某医院、北京某医院等诊断为“三叉神经痛”。经针灸、中西药物治疗，未明显好转。1978年12月18日来诊，按太阳证偏头痛论治，两诊而愈。初诊：12月18日。近日来疼痛加剧，痛甚时脸肿发亮，眼不能睁，夜不能眠，坐卧不宁，生活无法自理。微恶寒，无汗，舌质淡红，苔淡黄润夹白，根稍厚腻。此为太阳伤寒表实证偏头痛，风寒挟湿侵袭，无从达泄，法宜解表开闭，散寒除湿，以麻黄汤加味主之。处方：麻黄10g，桂枝10g，炙甘草18g，杏仁18g，法半夏15g。2剂。辨证：此证头面左侧剧痛，病属偏头痛。头居人之首，位高而属阳。手足三阳经脉以及脏腑清阳之气，皆会于此。舌质淡红而润，苔淡黄夹白不燥，即为风寒夹湿，入侵肌腠，郁闭不解之象；参之头一侧痛甚，微恶寒无汗，显系邪犯太阳经脉；再参之无阳明、少阳病情，更无三阴之候，亦可以佐证。因此，本例偏头痛，不必拘于头痛偏侧多属少阳，或头痛日久多属内伤之常规。而应从实际出发，按六经辨证，太阳伤寒表实之证具，邪无达泄之路而上扰，以致多年头痛不愈，急用麻黄汤以开之。

二诊：服药2剂，疼痛明显减轻，余症亦随之好转。原方再服2剂。

三诊：剧痛消失，夜能安睡，精神顿觉清爽，多年痛楚若失，不胜欣喜。舌质正常，苔黄腻退。头部微觉恶风，头左侧尚有轻微阵痛。风邪未尽，尚有病后营卫不和之象。宜祛风解肌，桂枝汤和之，以善其后。处方：桂枝10g，白芍12g，炙甘草10g，生姜15g，大枣20g。2剂。服2剂，病愈，遂停药。嘱其免受风寒。观察约一月，情况良好。

［原按］

本例按仲景六经辨证，应属太阳经证，伤于风寒雾露所致。故急投开表、逐邪、发汗之峻剂麻黄汤，直达病所；继而以桂枝汤和之。用麻黄汤加法夏者，“其用有四：除湿化痰涎，大和脾胃气，痰厥及头痛，非此莫能治”。

摘自：范中林医案整理小组．范中林六经辨证医案选［M］．沈阳：辽宁科学技术出版社，1984：4.

案4 龚去非乌头桂枝汤案

高某，男，61岁。

半年前，患者突感右侧面颊部肌肉阵发性针刺样疼痛，持续数分钟而自行缓解，日发2、3次，未治疗，旬日后自愈。今年4月又作，日发4、

5次，痛如针刺，吃饭、喝水、说话均可致疼痛加重，致涕泪交流，心慌汗出难支，遇冷、风易诱发。经当地治疗，其效不显。某医院经神经内科、五官科、口腔科等会诊，诊断为“三叉神经痛”，予以扑炎痛、苯妥英钠治疗10余天，疼痛大减。试减药量即加剧，故请业师诊治。观其面晦少荣，舌淡苔白润，脉紧而弦。证属风寒外束，寒邪阻滞。治宜温经散寒，解肌通阳。药用：制川乌、知母、川芎、僵蚕、生姜、羌活、甘草各15g，白芍30g，北细辛10g，白术、白附子各12g，桂枝15g，蜂蜜60g。先煮制川乌、蜂蜜2小时后，再入诸药同煎半小时，温服，日服3次，3剂。药后诸症悉减，即逐渐减少西药量，1周后停用西药。守方随症加减，继服20余剂，诸症悉除，痛去病安。随访，未见复发。

[原按]

三叉神经痛，属中医学“头痛”“牙痛”之范畴，以阵发性短暂剧痛为特征。“头为诸阳之会”，三阳经循行于头面，故以头面部位疼痛为主证。本案证属风寒外束，寒滞经脉，不通则痛。龚老巧用乌头桂枝汤，出奇制胜。乌头温经散寒，镇痛力著。再入羌活、北细辛、川芎、白附子、僵蚕增强通络止痛、祛风散寒之功；桂枝调和营卫，重用白芍、甘草、蜂蜜等润液柔肝缓急之品与乌头相伍，方证合拍，共奏温经散寒、解肌通阳、通痹止痛之效，其痛乃愈。

摘自：骆常义，盛文健．龚去非运用经方治疗疑难重症的经验［J］．四川中医，2002，(9)：4-5.

结　语

三叉神经痛多属于实证，可从风、火辨证，选用经方。

三叉神经分布区域属肝胃两经，因此，肝胃火炽所致最为常见。胃火上攻，宜白虎汤清胃火，若肝胃火炽，可加石决明、白芍等平肝熄风，临床常加蜈蚣、白芷、川芎等祛风止痛。

风寒侵袭，气候寒冷则疼痛加重，宜祛风散寒，可选用葛根汤、麻黄汤加味。临床可加细辛、白芷、川芎等祛风寒止痛。寒滞经脉重证，舌淡苔白润，脉紧而弦者，宜用乌头桂枝汤，再加羌活、北细辛、川芎、白附子、白僵蚕通络止痛、祛风散寒。

第十二章 坐骨神经痛

坐骨神经痛是指坐骨神经分布区域的疼痛，主要在臀部、大腿后侧，小腿后外侧和足外侧。反复发作会出现患侧下肢肌肉萎缩，或出现跛行。

本病属于中医学“痹证”，其病机为阳气不足，寒湿阻滞经脉，气血运行不利。主要涉及肝、脾、肾三脏。

案1 权依经桂枝加附子汤案

王某，男，26岁，兰州市人，工人。

1978年12月13日初诊。患者突感左腰臀部疼痛，并呈线条状向下放射至腘窝部。向前弯腰和行走时疼痛加剧，似有条筋缩短一样牵掣性痛，伴有麻木、困重感。患病已有两月余，仍不能坐，只能站立就诊。检查：患者不能做弯腰活动，抬腿、拾物试验阳性，局部无肿胀，左臀部有压痛。X线拍骨盆正位片：双髂骨、耻骨及坐骨结节骨质均无异常。西医诊断为坐骨神经痛。患者舌尖红，苔薄白，脉滑。方用桂枝加附子汤加重白芍、炙草药量。桂枝9g，白芍12g，炙草12g，生姜9g，大枣4枚，附子3g。水煎分两次服。3剂。

二诊：患者自感服上药3剂后，疼痛大为减轻，其向下放射范围已缩小而局限于臀部，再不向腘窝部放射，局部压痛也已减轻。舌脉仍同上。

继用上方，再服3剂。

三诊：患者服上药3剂后，已能坐在凳子上就诊，下肢已不痛。但臀部有麻木感，弯腰时腰部仍疼痛，舌红苔薄黄，脉滑。再用上方，加葛根12g。3剂。

四诊：服上药后，向前弯腰时仍感疼痛，仍有筋短缩之感。舌脉同上。仍用上方，再加天花粉12g。3剂。

五诊：服上药后，弯腰时已不疼痛，抬腿、拾物试验转为阴性。舌尖红，苔薄白，脉滑。再服上药，以善其后。

[原按]

坐骨神经为太阳经脉所循行部位，本例患者为风邪侵袭太阳经脉而作痛。风为阳邪，能伤阴化燥，故有经脉缩短之感。本方加重芍药、甘草量者，取其芍药甘草汤治脚挛急之意；加附子者，取其阴得阳以化之意。三诊时加葛根者，因弯腰疼痛为筋脉还未完全疏通之象，用葛根以疏通经脉。四诊又加天花粉者，因患者有筋脉短缩之感，仍为经燥之象，故用天花粉清热生津以润之。

摘自：权依经．古方新用［M］．北京：人民军医出版社，2011.4.

案2　于己百桂枝加附子汤、乌头汤案

廖某，男，61岁。

1997年4月21日就诊。患者一月前，突发左侧腰部及下肢疼痛，不能俯仰转侧，并腰部麻木向下肢放射，疼痛剧烈，痛有定处、遇寒加剧、痛处皮色不红不肿、触之不热，左腿关节不可屈伸、不能行走。经X线透视、拍片，及血沉、抗O检查，均无异常发现，后在某医院神经内科检查，诊为："坐骨神经痛"，经中西药物治疗疼痛未有缓解。于老诊之舌淡苔白，脉沉弦紧。证属寒凝血脉，经脉阻滞。治宜温经散寒、祛风通络、活

血止痛。方选桂枝加附子汤合乌头汤加减。桂枝15g，附子15g，干姜15g，制川乌10g，黄芪45g，赤芍15g，当归15g，川芎12g，桃仁12g，红花12g，乌蛇30g，地龙30g，全蝎6g，独活15g，怀牛膝15g，川断20g，杜仲15g，生地12g，甘草10g，开水煎30分钟2次服，并用药渣热敷患部，一日2次。

4月25日二诊：服上方4剂，外用药渣热敷患部，左侧腰部及下肢疼痛明显减轻，麻木已有缓解，左腿关节亦可活动、并能行走。原方有效，为巩固疗效，续服4剂而愈。

摘自：邓沂，于善哉．于己百教授治疗坐骨神经痛［J］．实用中医内科杂志，1999，(1)：11.

案3　门纯德桂枝芍药知母汤案

马某之母，69岁。

坐骨神经痛多年。老妇终年不分寒暑，下穿棉裤。疼痛时轻时重，针灸数月有小效。日前因感冒过后，病痛加重，不能下地行走。其女亦为中医，多法与治，不效，找余索法。询脉症：下肢微肿，掣痛不已，舌苔薄白，脉弦。遂出具桂枝芍药知母汤。其以此方治之，不逾一周，疼痛解除而能下地活动。

摘自：门纯德．名方广用［M］．重庆：科学技术文献出版社重庆分社，1990：102.

案4　夏仲方附子汤案

李某某，男，34岁。

1956年1月9日初诊。患者左上肢经常麻木已14年。8年前神经科诊断为左坐骨神经痛，每适阴雨或天寒则腰腿痛明显，向来怕冷，纳不香，大便日1次，排尿不畅，无力，常努挣不下，伴有阳痿，容易感冒。脉软，舌淡苔薄。证属脾胃阳虚、寒湿痹阻。拟附子汤加减。处方：白术9g，黄芪9g，党参9g，茯苓9g，熟附子6g（先煎），当归4.5g，川芎4.5g，桂枝4.5g，白芍4.5g。7帖。

1956年1月16日二诊：服附子汤后，虽然气候转冷，腰腿疼痛程度没有增加，相反有所改善。脉弦软，舌淡润。拟方参上。处方同1月9日。7帖。

1956年1月23日三诊：腰痛减轻而膝节疼痛较明显。近来发现肝肿大，肋下1.5cm，肝功能正常。无肝炎史，脉弦软，舌淡润少苔。症情好转，前方再用7帖。

1956年2月1日四诊：服中药以来，腰腿疼痛的苦楚大减，前方再服7帖。

[原按]

本病例除腰腿痛外，伴阳痿、脉软、舌淡，都是肾虚阳微的证候。结合具体情况，在附子汤中加上当归、黄芪等气血双调药物，这样成为一首更为全面的温补方，每用每见显效。

摘自：陈玉英．中医经方学家夏仲方专辑［M］．北京：化学工业出版社，1990：90.

案5　江克明甘姜苓术汤案

盛某，男，32岁。

1985年12月27日初诊。患者1月前发现左腿麻木疼痛，痛及足踝，不能行走。1周后右腿亦麻木疼痛，痛处无红肿热现象。舌淡苔根部白腻，脉弦缓。处上方两剂水煎服。药后疼痛减轻，能起床活动，舌脉如前。守上方加当归、香附、防己、胡芦巴各10g，川芎3g，服药5剂后疼痛麻木消失，行动自如，舌苔白腻已化。守方再服5剂，巩固疗效。

摘自：宋镇星．江克明运用经方医话选［J］．中国医药学报，1997，(2)：40.

编者按：甘姜苓术汤加味方（江克明）：干姜 5g，炙甘草 3g，苍术 10g，茯苓 10g，独活 10g，狗脊 10g，桑寄生 10g，怀牛膝 10g，桂枝 6g，木瓜 6g，附子 6g。

结 语

坐骨神经为太阳经循行部位，风寒湿邪外感，经脉痹阻不通，故而疼痛，宜桂枝加附子汤，风寒化燥，可重用白芍，甚至加天花粉等。

寒湿痹证日久，正气日衰，营卫不和，燥热内生者，宜桂枝芍药知母汤。方中附子、白术、甘草温阳除湿，麻黄、防风、桂枝、生姜解表驱风；芍药、知母养阴清燥，温散清润并用，为坐骨神经痛久病良方。若寒湿内阻，肾阳不足，舌淡，脉沉弱，选甘姜苓术汤、附子汤等温阳散寒除湿，气血不足者合当归补血汤。

第十三章 重症肌无力

重症肌无力是一种神经肌肉接头传递功能障碍的自身免疫性疾病，表现为波动性肌无力、肌疲劳，出现眼睑下垂、肢体痿软无力，甚则肌肉萎缩、吞咽无力、呼吸困难等症状，具有活动后加重，休息后减轻和朝轻暮重等特点。

本病属于中医学“痿证”范畴，本病病机多虚实夹杂，实多由湿热侵淫、燥热伤阴，虚则多属于中气不足，气血亏虚，肝肾不足。病久可以导致痰浊、瘀血阻络。

案1 陈苏生葛根芩连汤案

海某，男，28岁。

初诊：1963年2月。主诉及病史：1960年出差南疆，归来自觉眼睑升举无力，某医院诊断为重症肌无力，住院治疗3个月，无效。又去某军医大学求治，诊断同上，给予中西医综合治疗8个月，亦未见显效。1963年2月来我院诊治。诊查：步履乏力，走十丈路即需休息，两臂提物无力，久坐即感腰脊如折，食欲不佳，夜寐不酣，小便黄，舌苔薄白，脉来濡细，病程已三四年，久治无效。辨证：大凡物理，逢热则纵，逢寒则缩，肌之无力，总是肌之萎弱不振，过去一贯服用温壮之药，如参、芪、桂、附、鹿茸之属，今当反其道而行之，所谓正治不已，则从治是也。证属湿热留注，肌肉萎废。治法：宜清热利湿通络。方用葛根芩连汤加减。处方：葛根 12g，黄芩 6g，黄连 3g，知母 9g，防己 9g，苡仁 12g，桑枝 12g，苍术 9g，黄柏 9g，牛膝 9g，甘草 9g。治痿独取阳明，葛根走阳明，故以为君。三黄苦寒坚阴，故以为辅。7 剂之后，原上下楼有困难，喘不上气，今上楼已比较轻松，下楼仍有抖索之感。过去眼睑升举无力，今自觉眼睑跳动，如前所未有。

复诊：9 月 24 日。根据《串雅》起废神丹及起废神方，皆以麦地等养阴药为主，故改拟处方。处方：麦冬 15g，熟地 15g，玄参 12g，五味子 3g，葛根 12g，苡仁 12g，枣仁 12g，苍术 9g，制半夏 9g，合欢皮 12g，又服药 7 剂，自觉脚力比前轻劲有力，过去从单位来门诊，中途要停 2~3 次，今已能不歇而至。过去手腕不能持重，今已能抱小孩矣！因其收效甚佳，嘱守方再服。前后服药 60 余剂，肌力大增，能下乡参加劳动。1962 年 11 月归来又索前方继服。曾与较量腕力，已不逊常人矣。

[原按]

南疆之地，湿热偏盛，感而为患，留注肌肉，使之痿废不用，即《内经》所谓“湿热不攘，大筋软短，小筋弛长”之意。故先以葛根芩连汤为主加清热除湿通络之品，独治阳明，待湿热尽除，阴伤明显时改以养阴为主加以调养，病愈如常人。

摘自：董建华．中国现代名中医医案精粹（1）［M］．北京：人民卫生出版社，2010：542.

案 2　赵明锐芍药甘草汤案

任某，女，47 岁。

经内科诊断为重症肌无力，住院月余，症状无甚改善，遂改用中药治疗。患者于半年前，曾感觉嚼食时咀嚼肌无力，继则四肢无力，不任使用，两眼睑下垂，颈项不能自持，终日困卧床笫，翻身、大小便都不能自理，需人扶持。患者四肢瘫软无力，坐立皆需人扶持，时时自汗，面色微现潮红，喘息吐痰。胃纳尚可，二便正常。脉数大无力，舌质呈镜面，有裂纹。证属阴血亏损，津液枯竭，筋脉失养，迟缓不用。处方：白芍40g，炙甘草30g，党参15g，乌梅10g，生黄芪15g。水煎服，日1剂。服15剂后，咳喘、吐痰、自汗皆愈，肢体痿弱有明显好转，坐起皆可自主，并能下床扶杖行走二三十步。宗前方加减又服两个月之久，所有症状已减十之七八，并能操持少许家务。又宗上方加减制为丸剂常服，以巩固疗效。

［原按］

《内经》云："肝主筋""肝藏血"。下肢无力之"筋痿"的发生主要与肝的功能失调有关。如果邪热久羁，耗伤阴液，致使肝阴亏损，肝血不足，则筋脉失其所养而弛缓无力，日久可致四肢痿弱不任使用，形成"筋痿"之候。用芍药甘草汤治疗此病，大抵可以获效。芍药能滋阴液、和血脉、养筋脉、解痉挛。炙甘草补中缓急。芍药、甘草合用共为酸甘化阴之剂，善能柔肝、养阴，滋养血脉而解痉挛，另一方面又可强壮筋脉，以治筋脉弛缓而无力。人身之筋脉强壮有力，刚柔相得，运用伸屈灵活自如，都要依靠阳气之温煦，阴血之濡养。如果气血一旦失调，筋脉失其温养，则会产生各种病患。由于邪伤阴液，致筋脉失养，既可导致筋脉的枯槁而发生挛急之证，又可导致筋缓而松软无力，不任使用。芍药甘草汤，一方能兼二用，既可治疗因伤阳而致的筋挛，又可治疗因伤阴而致的筋缓诸症。如果病情比较轻，如行走无大的障碍，仅是走远路及爬坡、上楼梯时感到下肢酸软无力，上肢不能举重物等这类型的病证，用此方治疗，适当加减，见效较速，治愈率较高，如果病情较重，站立不稳，行走困难，步履不能自持，困卧床笫者，单纯用本方治疗，似不能胜任。需和其他药物配合，多服、久服，虽不一定短时间能治愈，但对症状改善有明显的效果。

摘自：赵明锐．经方发挥［M］．太原：山西人民出版社，1982：64.

案3　仝小林黄芪桂枝五物汤案

宿某，男，43岁。

2008年2月18日初诊。患者1月前无明显诱因出现左眼睑下垂，经北大医院检查，诊断为“胸腺瘤伴重症肌无力”，2008年1月25日行胸腺瘤摘除术。术后口服泼尼松40mg，日1次，症状未控制。刻下症见：左眼睑下垂，抬举无力，周身乏力，下肢尤甚，劳累后出现气短，口干甚，恶风多汗，纳差便溏，3~4次/日，眠差，舌淡，苔白厚腐，脉沉，略滑数。证属脾胃气虚，络脉虚滞，湿热内结。治以益气固表、温经通络、清热祛湿。以黄芪桂枝五物汤合桂枝芍药知母汤意化裁：黄芪120g，川桂枝30g，白芍30g，鸡血藤30g，炒白术15g，防风9g，知母30g，生地30g。

2008年3月17日复诊：患者周身乏力明显好转，恶风、多汗较前减轻，现头汗较多，左眼睑下垂，口干欲饮，心烦易怒，遇寒热不适则腹痛如绞，便溏，2~3次/日，眠差，舌红，苔白腻，脉弦滑数。拟方：黄芪120g，白术15g，枳实30g，云苓60g，知母30g，黄柏30g，生地30g。嘱泼尼松减为35mg，日1次。

2008年5月5日三诊：患者左眼睑下垂的症状基本消失，周身乏力明显改善，惟双下肢仍感无力，髋部双侧肌肉麻木，头部及上身多汗，大便成形，纳眠可，舌胖大，有齿痕，舌质红，苔白腻，舌下静脉迂曲，脉沉，略弦滑数。拟方：黄芪120g，白术15g，枳实30g，云苓60g，知母30g，黄柏30g，生地30g，水蛭粉15g（包煎），鸡血藤30g，当归15g，浮小麦60g。

2008年6月30日四诊：患者左眼睑下垂及周身乏力症状已消失，双下肢麻木，夜间水肿，四肢频发抽搐，双髋关节刺痛，时有麻木感，口角流涎，口咸，口渴，易汗出，睡眠一般，大便时不成形，舌前少苔，后部苔厚偏干，舌下脉络迂曲，脉象滑数。拟方：黄芪120g，知母60g，黄柏30g，生地30g，黄连30g，天花粉30g，水蛭粉15g（包煎）。

摘自：孙鑫，仝小林．仝小林教授应用大剂量黄芪治疗痿证经验［J］．四川中医，2009，（5）：10-11.

结　语

本病的治疗以补虚为主，并兼顾湿热、瘀血。

若由于湿热留注经络，而致肌肉痿废不用者，可选用葛根芩连汤，清除阳明湿热，下焦湿热合用四妙丸、防己等，待湿热尽除，再加以扶正调养。

肌无力由肝之阴血不足，经脉失养所致，可选用芍药甘草汤。

脾虚气陷则升举无力，见肌无力、眼睑下垂、汗出恶风，宜黄芪桂枝五物汤，表虚合玉屏风散。加水蛭、鸡血藤养血通络。

第十四章 脑血管疾病

脑血管疾病主要包括缺血性脑血管疾病和出血性脑血管疾病。脑缺血是指脑血管发生闭塞性病变，造成神经细胞缺血坏死而出现相应临床症状的一种疾病，分为短暂性脑缺血发作、动脉硬化脑血栓性脑梗死、腔隙性脑梗死、椎基底动脉供血不足等。脑出血是指脑血管发生破裂，造成脑组织损害而出现相应的临床症状。本病的临床表现主要有：头痛、头晕、肢体无力，视物成双、走路不稳、意识不清、抽搐发作等。如意识障碍迅速发生，可能为脑出血或大面积梗死，应注意积极抢救。本病病灶的确诊需要通过 CT 或 MRI。

本病属于中医学“中风”“眩晕”“头痛”等范畴。其主要病机为阴虚阳亢、气血失调，病变涉及肝、肾，主要病理因素有风、痰、瘀、火。病重者可出现元气亡脱，此时应紧急回阳固脱。

案1　王永炎小承气汤案

关某，女，65 岁。

主诉及病史：以突然昏仆、右半身不遂、失语 3 天入院。入院查：昏迷，体温 38.5℃，血压 150/90mmHg，右偏瘫为完全性弛缓性瘫痪，右肌张力低，腱反射低，并可引出病理反射。腰穿脑脊液为血性，压力为 270mmHg。西医诊断为脑出血，合并有肺部感染。诊查：起病急骤，发热，昏迷，右半身不遂，失语，口唇干。舌痿苔薄黄腻，脉滑数有力。辨证：证属中脏闭脱，以阳闭为主。治法：当责之痰热蒙蔽清窍。先拟化痰通腑，清心开窍为法。处方：全瓜蒌 30g，胆南星 10g，天竺黄 10g，生大黄 10g，芒硝 6g（分冲），菖蒲 10g，郁金 10g。

二诊：上方药服 7 剂，同时采用清开灵 40ml 兑入 10% 葡萄糖液 5000ml 中静脉滴注、抗生素控制感染等措施，患者仍昏迷，颈强直，牙关紧，但身热已退，大便已通。舌质红，苔薄黄干腻，脉细滑数。改用育阴熄风化痰之剂。处方：生地 12g，玄参 12g，生牡蛎 30g（先煎），夏枯草 15g，钩藤 30g，菊花 10g，天竺黄 6g，胆南星 10g。

三诊：上方药连服 3 剂，并服牛黄清心丸每次 1 丸，日服两次（鼻饲），于昏迷 12 天后神志转清。以后又用育阴益气、活血通络之剂治疗 1 个月，遗留有右侧轻偏瘫，可以扶杖步行，言语不清而出院。

[原按]

中风为本虚标实之证，在本为肝肾亏虚、气血不足，在标为痰瘀内阻、风火相煽。此例患者病情为中风极期，以标实为主。中焦被痰热湿邪阻滞，不能升清降浊，影响气血运行布达，对半身不遂康复大为不利。考前人治中风用三化汤（厚朴、枳实、大黄、羌活）通腑泄热，除滞降痰。此二例均用化痰通腑饮加减化裁，遏制鸱张之病势，使病情逐渐向愈而安。渡过急性期，痰浊实邪已祛，本虚之象渐显，或气虚血瘀、或肝阳上亢、或虚风内动，抓住病机之本，运用平肝熄风、益气活血等法而善后调理。

摘自：董建华．中国现代名中医医案精粹（2）［M］．北京：人民卫生出版社，2010：436.

案 2　洪哲明大柴胡汤案

有一老妇，患脑血栓已半月，口眼歪斜，肢体偏瘫，曾多方治疗，病趋加重。神志昏蒙，时时欲呕，不能进食，大便数日未行。其子恳请洪老疏方，洪老竟书大柴胡汤：柴胡15g，川大黄20g，黄芩15g，白芍20g，半夏10g，枳实10g，煎服两剂，神志转清，能进糜粥，大便通畅，起坐于床。偏瘫肢体可略移动于床上。

[原按]

大柴胡汤乃治疗少阳阳明合病之方，何以治疗中风？洪老认为中风乃足厥阴肝经之病，虽然本于肝肾阴虚，然而终属本虚标实之证。肝阳暴张，痰热上逆，阻闭清窍是其主要病理机转。若中焦痰热结滞，气机不利，上下不通，"并走于上"之气血何以下行？此例欲呕不能食，大便秘结，可知阳明腑实，升降失常，通腑逐秽，上逆之亢阳方可下潜。大柴胡汤引厥阴之邪由腑而出，大黄行瘀破滞、推陈致新，无形邪热、有形结滞，皆可荡涤而下，柴胡疏肝清热，以顺肝木条达之性，使邪走少阳，黄芩清泻肝火，半夏降逆除痰，枳实破结行滞。于肝阳上亢，痰热上逆之中风，颇为合拍。

摘自：徐树成．洪哲明先生学术经验［J］．吉林中医药，1980，（2）：16-17.

案3　王萌卿风引汤案

段某，女，45岁。

初诊：1977年7月4日。主诉及病史：言语不清，右半身偏瘫一天。患者于1974年生产后发现高血压，血压常波动于120～180/140～120mmHg，时常头痛头晕，右侧肢体麻木。此次入院前患感冒发热，继之右半身偏瘫，言语不清。经查：血压180/130mmHg，神志尚清，右侧肢体活动受限，眼底视网膜动脉硬化，脑脊液正常。诊为脑血栓形成。入院后经输液、口服降压药，并用中药治疗。诊查：颜面潮红，头晕头痛，神志清，右半身不遂，舌謇，语言不利。舌质红，苔黄腻，脉弦劲。辨证：肝阳上亢，风痰阻络。治法：镇敛浮阳，平肝熄风。处方：百合15g，白薇12g，紫石英20g，寒水石20g，石膏20g，牡蛎20g，石决明20g，生大黄5g，竹沥30g。

二诊：7月8日。上方药服6剂，头痛头晕大减，语言已清，右侧上下肢稍能活动。苔黄腻已退，脉弦数有力，仍宗上方去石膏、紫石英、大黄，加僵蚕10g，全蝎5g，生地黄20g。

三诊：7月19日。上方加减服药18剂，血压160/110mmHg，头晕头痛消失，能扶床下地活动，但右手活动不灵，仍不能握物。患者要求回家疗养，遂出院并配丸药，共服3料。患者于1978年3月来门诊，半身不遂基本消除，且能做家务劳动。

[原按]

肝阳素亢，又因外风引动内风，气火上浮，内风夹痰热上阻廉泉，故舌謇、语言不利。治用镇敛浮阳、摄纳潜降、平肝熄风之法，方从《金匮要略》风引汤、百合地黄汤和《本事方》白薇汤化裁而来。方中百合收敛浮阳而宁心神，白薇凉血热、平上冲之气血，牡蛎、石决明平肝潜阳，生大黄引血下行兼通腑气，寒水石、紫石英、石膏重镇其逆，竹沥化痰开窍。二诊后加入虫类走窜通络、行气祛风，病乃得治。

摘自：董建华，王永炎．中国现代名中医医案精粹（4）［M］．北京：人民卫生出版社，2010：722．

案4　颜德馨风引汤案

陈某，男，62岁。

突然昏厥，经抢救苏醒后，右侧肢体不利，头额两颞胀痛，患者面色潮红，溲赤便燥，舌红苔黄腻，脉弦数，经检查诊断为脑溢血。证属水亏木旺，气血错乱，痰火上逆，蒙蔽心窍。急投风引汤加减：寒水石30g，生龙牡各30g，石膏30g，生大黄6g，丹参15g，石菖蒲15g，生蒲黄15g(包)，赤白芍各15g，陈胆星6g，通天草9g。7剂后便通颇畅，头痛即止，上方出入1月余，右侧肢体渐复，其他诸症遂平。

摘自：颜德馨．颜德馨临床经验辑要［M］．北京：中国医药科技出版社，2000：118.

案5 刘渡舟桃核承气汤、四逆散案

刘某，男，83岁。

1993年11月1日初诊。有冠心病及心房纤颤病史。两月前不慎跌倒，CT检查诊为脑梗死，伴脑积水，脑萎缩。刻下行路蹒跚，步履维艰，跌仆频频。患者性情急躁，夜寐不安，少腹胀满，小便频数量少，大便干燥，数日一行。舌质紫暗，边有瘀斑，脉大而结，按之不衰。辨为瘀热与血相结之桃核承气汤证。桃仁14g，桂枝10g，炙甘草6g，芒硝3g（后下），大黄3g。3剂，饭前空腹服。

二诊：服药后泻下如猪肝色粪便，少腹胀满顿消，纳食增加，夜寐安然。舌仍有瘀斑，脉有结象，又见手足不温而凉，此为血瘀气滞不相顺接所致，转方用四逆散加桃仁、红花、丹参以理气解郁，活血化瘀。服5剂，手足转温，舌脉如常，跌仆未发。

[原按]

本案患者原有心、脑血管疾病，见少腹胀满，性情急躁，夜寐不安，大便干结，舌有瘀斑，脉结等症，符合热与血结的特点，故用桃核承气汤以泻下焦之瘀热。本方有两味药最有特色，不可不讲：一是大黄一味，不仅长于泻气分之实热，也善于泻血分之瘀热，与桃仁相伍，活血逐瘀，相得益彰；二是桂枝一味，既能温通血脉，增强祛瘀之力；又能通太阳之经气，这样不仅有利于药力直达太阳之腑，而且有利于气血荣卫疏通解散，一举而数得。本方对于血热互结的经闭、子宫肌瘤、产后恶露不下，以及跌打损伤所致的瘀血等症，都有较好的疗效。服用本方时还须注意，因本证为蓄血结于下焦，故宜空腹服药，以利药力直捣病巢，攻逐瘀热。张仲景方后注所说“先食温服”，即为此意。

摘自：陈明．刘渡舟临证验案精选［M］．北京：学苑出版社，1996：129.

案6　邢锡波抵当丸案

金某，年58岁。

经常头部眩晕，心中躁烦。一日，忽于工作期间，突然昏厥于地，人事不省，历时40分钟，方始回醒。然口吃语言不清，左半身麻痹，精神昏愦，血压不高。无脑出血现象。脉沉涩，舌苔垢腻，后确诊为脑血栓形成。初用通经活络之剂，连服20余剂，肢体稍能活动，神志比较清醒。然仍不能起立，精神呆痴，语言不清。因脾胃逐渐恢复，遂改破瘀活血通络之剂，拟加味抵当汤配成丸剂，与之久服。处方：生水蛭15g，桃仁12g，虻虫10g，川大黄10g，丹皮15g，生山药15g，广郁金10g，红花15g，生箭芪12g，甘草10g，为丸，每服10g，每日2次。服药1周，肢体显著灵活，语言比较清楚，已能扶杖缓行。后以原方配合活络丹连服70余日，步履几如常人，口齿清楚。后以活血通络之剂，调理而愈。

［原按］

抵当汤和抵当丸，都为破血逐瘀之剂，由于瘀血的程度有轻重之不同，病情有缓急的差异，治疗时就必须根据具体的情况予适当的方剂。瘀血证轻者，用桃仁承气汤，重者用抵当汤。抵当丸主治蓄血的程度是介乎桃仁承气和抵当汤之间。抵当汤证，为少腹硬满，桃仁承气汤证，是少腹急结。此证的治疗，着重在破血化瘀，水蛭、虻虫为化瘀之主药，然服后对胃有刺激，如连续服食，常有胃脘不适，或食欲减退之现象。故本方佐以山药、甘草，扶脾胃以防止中气受到损伤。久服化瘀破气之品，最易损伤元气，使人倦怠无力，精神松弛，故方中加黄芪以补气。因此本方可以常服，而无流弊。

摘自：邢锡波．邢锡波伤寒论临床实验录［M］．北京：人民军医出版社，2012：156.

案7 颜德馨抵当汤案

韩某，女，75岁。

患嗜睡2周余。患者半年前右侧颜面麻木，右手亦有麻木感。当时测血压高达200/100mmHg，于外院查CT：左侧多发性腔隙性梗死，经外院治疗后症状稍好。两周前出现神疲嗜睡，记忆力下降等症。刻下：神疲乏力，白日思睡，纳呆，食入无味，大便干燥，数日一行，舌暗红，苔黄腻，脉弦滑小数。初诊：肝家气火本旺，高血压有年，近两周嗜睡，口淡，颜面及右上肢麻木，面部潮红，舌尖微向右斜，谈笑自如，无痛苦状，便秘，脉弦滑小数，舌紫苔黄腻，痰瘀交阻脉络，二阳结谓之消，瘀热郁而生风，亟为化瘀通络，平肝熄风。处方：桃仁9g，水蛭1．5g，生大黄9g（后），生石决明30g，川连3g，菖蒲20g，豨莶草30g，丹参15g，赤芍9g，生蒲黄9g（包煎），木瓜9g，半夏15g，橘络6g，钩藤9g（后下）。14贴，水煎服，日1剂，分两次服。药后精神转振，大腑通畅，肢体麻木减轻，症情稳定。

［原按］

《医参》谓："脑髓纯者灵，杂者钝。"脑位于颅内，由精髓汇聚而成，唯有气血不断滋养，精髓纯正充实，才能发挥"元神之府"的功能。患者素有眩晕中风史，瘀血内阻于脑，与精髓错杂，使清窍受蒙，灵机呆钝而出现头晕、嗜睡、记忆力下降、反应迟缓等表现。肝火及瘀浊内蕴化热，耗伤阴液，故见便秘口干。故予抵当汤釜底抽薪，使瘀热得下，阴液得存；桃仁、丹参、赤芍活血通络；生石决、钩藤镇潜，半夏、橘络祛痰；

再以菖蒲、蒲黄为配，菖蒲芳香开窍，蒲黄破血通络，二味同投，有活血醒脑之功。

颜乾麟. 颜德馨心脑血管病医论医案选. 科学出版社，2011，160

案8　王明杰侯氏黑散案

陈某，男，68岁。

1997年3月7日初诊。患者10天前因夜卧当风，晨起突发口眼歪斜，舌强语謇，右侧肢体活动障碍。经某院诊断为脑梗死，西医治疗1周后病情减轻，因经济原因要求出院，改请中医治疗。诊见：身体肥胖，面色无华，舌强不灵，歪向左侧，言语不清，口角流涎，右侧肢体活动障碍，伴肢体麻木及感觉迟钝，手足厥冷，腰膝酸软无力，食少便溏，舌淡红，边有齿痕，苔白腻，脉沉细。中医诊断：中风（中经络）。证属气血亏虚，风邪入中，痰瘀阻络。治以益气养血，祛风通络，涤痰化瘀。处方：侯氏黑散：菊花20g，白术12g，牡蛎30g，茯苓12g，党参15g，当归12g，细辛9g，桔梗12g，川芎12g，防风12g，黄芩12g，干姜9g，桂枝9g，明矾3g（冲服）。3剂，水煎服，每日1剂。

二诊（1997年3月11日）：口角流涎减少，饮食略增，上方加黄芪20g，再进3剂。

三诊（1997年3月15日）：言语较前清晰，自觉上下肢渐有力，患者要求此方长期服用，乃以初诊去明矾，加天竺黄6g、全蝎3g，细辛减为5g，6剂。嘱将各药粉碎，取细末和匀，每服5g，开水冲服，1日3次。

四诊（1997年4月13日）：服药28天后，舌已不强，肢麻消失。上下肢活动自如，能扶杖步行。再予上方5剂作散剂巩固治疗，1个月后恢复如常人。

[原按]

侯氏黑散用于脑梗死本虚标实，痰瘀风火间夹患者，标本兼顾，面面俱到，疗效肯定，但需要长期服用以竟全功。《金匮要略》原方作为散剂，正是便于患者长服。

摘自：杨殿兴，等. 四川名家经方实验录［M］. 北京：化学工业出版社，2006：46.

结　语

脑血管疾病急性期当注意治标，常从风火、瘀血、腑实辨证选用经方。慢性期则应注意补益气血。

脑出血发作，风火内盛，中焦热结，发热，口唇干，苔黄，脉滑数有力者，宜根据病情使用仲景承气汤，给予通腑泄热，待实热已祛，本虚之象渐显，再运用平肝熄风、益气活血等法善后调理。洪哲明认为中风乃足厥阴肝经病，肝阳暴张，痰热上逆，阻闭清窍，若中焦痰热结滞，气机不利，则走上之气不能下行，故用大柴胡汤，清泻肝热，清化痰热，通腑降逆。

脑血管疾病见偏瘫，舌謇，语言不利，头晕，头痛，脉弦劲者，此为肝阳上亢，风火挟痰上扰、窜络所致。宜镇敛浮阳、摄纳潜降、平肝熄风之法，可选用风引汤、百合地黄汤加减。风引汤由龙骨、牡蛎、寒水石、滑石、赤石脂、白石脂、紫石英、石膏、桂枝、甘草、干姜、大黄组成，有清热熄风之功。

病见少腹胀满，大便干结，舌有瘀斑，乃血热互结，可用桃核承气汤以泻下焦之瘀热。瘀血重者可用抵当丸或抵当汤。其中抵当丸功效介乎桃仁承气和抵当汤之间。临床可根据病情轻重使用三方。本证如兼有肝风内动者，可加生石决、钩藤镇潜。

如气血不足，风火痰郁，偏瘫，面色无华，食少便溏，脉沉细，宜侯氏黑散，方中矾石，王明杰主张宜半夏、竹沥代之，临床可加入全蝎增强祛风作用。

中篇

中医病证篇

第一章 癫　　证

癫证是以表情淡漠，沉默抑郁，语无伦次，静而少动为特征的病证。多由痰气郁结、蒙蔽心窍所致。本病早在《灵枢·癫狂》篇就有记载“癫疾始生，先不乐”。《难经》进一步指出：“重阴者癫”。张仲景在《金匮要略·五脏风寒积聚病脉证并治》篇指出：“阴气衰者为癫”，其创立的治法方药，如甘麦大枣汤、百合地黄汤、百合知母汤、柴胡类方等，一直为后世医家所常用。

案1　刘赤选栀子豉汤案

张某，男，40岁。

初诊：1972年3月16日。主诉（家人代诉）及病史：自1966年起，因思虑太过，久而成疾；初见精神抑郁，继而出现头重痛，心中烦热，胸闷，失眠，有时喃喃乱语，或呆若木鸡；1971年昏倒1次，曾经当地中医治疗，服药未效，症状逐渐加重。诊查：诊时患者表情淡漠，神态呆滞，不欲言语，心中烦热，胸闷不适，头痛失眠，须服安眠药才能入睡，并见手颤，胁痛，牙痛，胃纳欠佳，大便秘结，小便频数，脉数而沉实，舌苔霉酱样色。辨证：此为痰火内郁，扰乱心神所致。冶法：治宜清心除烦，消痰化浊。用栀子豉汤加味。处方：淡豆豉9g，山栀子18g，石菖蒲9g，莱菔子9g，桔梗9g，橘皮6g，紫金锭1.5g（送服）。

二诊：3月20日。服上方3剂后，患者自觉心胸舒畅，症状明显好转，两胁痛、头痛均减，大便已通，尚见手颤失眠，下午仍觉烦热，脉数，苔霉酱样色。前方已效，继服药3剂。

三诊：3月23日。患者已能自诉病情，各症俱已日减，精神较开朗，脉转弦数，舌苔灰黄。病已好转，但痰火未全消，继用消痰清热法。处方：山栀子15g，胆南星9g，枳实9g，川厚朴9g，淡豆豉9g，莱菔子9g，瓜蒌仁15g，石菖蒲9g，甘草6g，3剂。

四诊：3月27日。患者每日下午胸中仍烦热，下半夜已能入睡，头痛、胁痛俱已消失，胃纳好转，脉、舌象如前。继用前法而加重清心除烦之品。处方：法半夏12g，胆南星9g，黄连3g，竹茹9g，枳实9g，莱菔子9g，川厚朴9g，瓜蒌仁12g，石菖蒲9g，3剂。

五诊：3月30日。患者精神好，睡眠安宁，各症基本消失，惟觉时有头胀。继用前方加减，再服药9剂而愈。

［原按］

本例患者精神抑郁，头痛、失眠，神志呆滞，属中医学癫证。其病因病机，乃因精神受刺激，思虑太过，损伤脾气，脾气不运，痰浊内生，久而化热，痰火互结，扰乱心神所致。心烦胸闷，脉数沉实，舌苔霉酱样色等，均为痰火内郁之候；失眠、神态呆滞、时或喃喃乱语等症，是由痰火上扰而引起。故立清心除烦、消痰化湿之法治之。用栀子豉汤加味，以清心除烦。方中之胆南星、莱菔子、陈皮、瓜蒌仁除痰化浊；另用紫金锭送服，是取其辟秽化浊之功。诸药合用，除痰浊，清烦热，故各症俱解。刘老善用紫金锭（又名玉枢丹）于温热秽浊所致之温病发热患者，然亦用于治癫证，可谓别具一格。

摘自：董建华．中国现代名中医医案精粹（1）［M］．北京：人民卫生出版社，2010：371.

案2 马骥柴胡加龙骨牡蛎汤、小陷胸汤案

张某，年三十已过。

主诉及病史：体素丰，设肆于靖宇街之两端，偶以谋为不遂，致发癫疾。婴疾半载，入院求治未效。余以细故访其邻，父闻而固请之诊查：入室，见病者面色通赤，气促而频太息，睹客来则疾起欲避走，经善温慰，始允诊视。余察其胸懑短气，喉中痰鸣；舌质赤，苔白厚燥；脉象弦滑微数。转质家人以颠末，妇谓，伊之初病，精神恍惚，语无伦次；进而两目直视，口中呢喃，入夜独坐，时怒时笑，与食则餐，与饮则饮，若其不自知者。再询其前后，谓：大便三数日未行，溲短而赤。辨证：余以为思则气结而神伤，神伤则恐惧自失而心无主；气结则肝脾不调而涎沫生，致发短气痰鸣；且气郁久必化火，故脉、舌均见热候。治法：转思当取安神解郁、清热涤痰之法，乃仿柴胡加龙骨牡蛎汤与小陷胸汤二方之意，增入香附、枳实、郁金、菖蒲为一方，嘱服药10剂。再请诊，神志渐清，膈畅痰消。不更方，损其量，续服之。经半月，神志清爽，知饥素食，言笑复常矣。

[原按]

愁忧思虑，极易伤及心、肝、脾三脏。盖忧思则气结，脏气闭塞而不行，五脏之神伤矣。心伤则神明为之不敛，即狂悖妄言，甚则登高弃衣，不辨亲疏。肝失将军之权，或忿怒而捆乘中土，或易惊而眠不安，是则因人因证而异也。脾之疾，约为二端：一为饮食所伤，或抑郁忧思所致；一则土衰木乘，必中枢失运，饮食不化而聚为痰涎，入经络引发种种怪证，是又必随禀之强弱、性之柔刚而见证异耳。余治张某所用之二方，乃以柴胡、香附、郁金疏肝以解郁；龙牡、菖蒲开窍以安神；黄芩、大黄除烦而清热；瓜蒌、半夏、茯苓豁胸而逐痰，诸药协力，得奏捷效。徐灵胎谓："柴胡加龙骨牡蛎汤，能下肝胆之惊痰，以之治癫痫必效。"余以为信然。

摘自：董建华．中国现代名中医医案精粹（2）［M］．北京：人民卫生出版社，2010：478.

案3　张子琳甘麦大枣汤案

高某某，男，18岁，太原市学生。

1977年10月16日初诊：夜间失眠，白天精神抑郁，语少，孤独，有时精神不正常，时而语无伦次，时而傻笑不止，时而手臂抖颤。痰多，嗳气，口干，欲冷饮。食欲衰减，大便隔日一次，偏干。小便如常。发病月余，原因未明。舌尖红赤，苔白，唇红，脉弦而稍沉数。此属七情郁结，痰热内生，时欲动风，干扰心神之证。治宜疏肝化痰，理气安神，辅以止痉。拟导痰汤和甘麦大枣汤加减化裁。处方：茯苓10g，半夏10g，橘红10g，炙甘草10g，胆南星6g，枳实6g，竹茹6g，川连5g，远志6g，菖蒲6g，朱砂2.5g，浮小麦18g，香附10g，苏梗10g，白芍10g，钩藤10g，僵蚕6g，大枣3枚，水煎服。

10月24日二诊：服上方4剂后，食欲正常，咳痰减少，睡眠好转。他证基本同前，自觉稍轻。脉弦稍数。原方继服。

11月7日三诊：又服上方加减4剂，食欲增加，二便正常，睡眠较好。精神沉默，寡言少语，神志清醒。有时手抖颤，但较前减轻。已不多笑，仍喜热怕冷。头晕好。舌润苔薄白，质稍红。脉象左手缓和，右手弦硬。仍原方化裁：茯苓12g，半夏10g，橘红10g，枳壳10g，胆星10g，远志6g，菖蒲6g，炒枣仁15g，浮小麦20g，炙甘草4.5g，白芍10g，钩藤10g，僵蚕6g，当归10g，瓜蒌15g，桂枝5g，大枣5枚，水煎服。

11月24日四诊：服上方后，诸症渐安，语言沉静，基本恢复了原状。手抖颤不明显，晨起后有头晕。上方加生石决明15g，菊花10g，蒺藜12g。水煎服。

12月5日五诊：服上方4剂后，食欲、二便及睡眠均好，语言正常，手不抖颤，有时仍出现不自主的笑。头晕已好，近日出现遗精。苔薄白，舌尖赤，脉弦。处方：茯苓12g，半夏10g，橘红6g，竹茹10g，胆星6g，黄连5g，枳壳6g，远志6g，菖蒲6g，炒枣仁15g，炙甘草10g，浮小麦24g，龙齿12g，牡蛎12g，山药15g，金樱子6g，莲须10g，炒芡实15g，沙苑子12g，大枣5枚，水煎服。

1978年1月7日六诊：服上方10剂后，诸症渐安。近因6天前洗澡后，不慎外感，发热，服西药后，感冒愈。身凉，重出现不自主喜笑的症状。晨起又稍头晕。大便日二三次，不成形。小便如常。仍服上方，将大枣改为7枚，水煎服10余剂后，诸症渐除。

［原按］

癫，乃神识失常的疾病。多由七情所伤，不遂所欲，思虑太过，损伤心脾；痰气郁结上扰心神，不能自主而成。《医家四要》说："癫疾始发，志意不乐，甚则精神痴呆，言语无伦，而睡于平时，乃邪并于阴也。……多因谋为不遂而得。"本案，精神抑郁，失眠，孤僻，语无伦次，或傻笑不止。《难经》曰："重阴者癫。""重阳者狂"。王太仆曰："多喜为癫，多怒为狂。"此证为癫无疑也。张老用半夏、陈皮、胆星、茯苓利气化痰，竹茹、黄连清心解热，香附、苏梗疏肝解郁，远志、菖蒲、朱砂开窍安神，甘草、浮小麦、大枣养心脾，定心神，钩藤、僵蚕、白芍养血熄风，全方以理气、解郁、导痰、安神为主。切合病机，故病渐得愈。

摘自：赵尚华，张俊卿．张子琳医疗经验选辑［M］．太原：山西人民出版社，1978：162.

案4 奚凤霖真武汤案

李某，男，70岁，退休工人。

1980年7月26日应诊。神志昏蒙一天，有时似清，对答不切，傻笑乱言，四肢肌肉瞤动，起坐欲擗地之状，面色萎黄，形体消瘦，舌质淡胖紫气，舌苔厚腻，脉虚浮带数。中医诊断：癫证。西医诊断：脑动脉硬化性精神障碍。病理机制为阴阳两虚，脾肾阳虚为主，水浊凌心扰肝，心神失守，虚风蠢动。治法：温阳泄浊，益气敛阳。选方：真武汤加味。处方：茯苓15g，制附子5g，干姜3g，生白术15g，白芍30g，党参15g，远志10g，天竺黄10g，龙骨30g，牡蛎30g。水煎服，日2次，每次150ml，连服3天。

药后病情无明显变化，考虑老年久病，阳气衰惫，浊阴滞留不化，治疗加重温阳泄浊，益气敛神。真武汤为基础，再配资寿解语汤化裁，处方：①党参30g，制附子10g，干姜3g，茯苓30g，生牡蛎（先下）30g，生龙骨（先下）30g，生甘草5g，大黄10g，水煎服，每日2次，连服3剂。②羚羊角粉0.6g，肉桂末0.6g，和匀调服，每日2次，连服3天。③附子15g，大黄15g，牡蛎60g，芒硝15g（先将前3味药浓煎至150ml，冲入芒硝，保留灌肠，每日1次，连续3次）。

再3日后复诊，神志似清若蒙，坐起时昏眩摇曳不已。续取原意，再进5剂。处方：制附子10g，干姜3g，党参30g，炙甘草3g，大黄10g，茯苓30g，石菖蒲5g，肉桂片5g，熟地15g，仙灵脾15g，远志10g，龙骨、牡蛎（各）30g。病情稳定，带上方7剂出院续服，数天后家属述病向愈，神清症安。

［原按］

本例神昏、癫狂的治疗特点，在于不断加强温肾益脑的前提下，合理运用泄浊、导浊法，获得神清症安之效。这是不同于一般治疗原则的变法。尤其是在用药一周后，病情没有发生明显转归时，往往会转变治疗法则，临证中奚老时常强调，一旦辨证准确，坚持守方是非常重要的。

摘自：解海宁．奚凤霖“上病下治”经验介绍［J］．实用中医内科杂志，1997，(3)：1.

案5 谢海洲甘麦大枣汤、百合地黄汤、黄连阿胶汤案

兰某某，女，50岁。

1981年8月8日初诊。病史摘要：1965年曾患精神分裂症，迁延多年累治不愈。现症：精神抑郁，沉默不语，言语无序，恶人声，喜静卧，多愁善感，疑心重重，终日惶惶不安，总觉有大难即将临头。大便干结数日一行，不思饮食。脉沉细，苔白腻，舌质暗淡。辨证：思虑劳神过度，伤及心脾，兼之家事纠纷，气郁痰结，蒙蔽神明，发为癫疾。治当养心安神，解郁除烦，化痰通腑。处方：炙甘草9g，北小麦30g，肥大枣7枚，百合12g，生地15g，栀子6g，豆豉12g，郁金12g，菖蒲9g，琥珀3g，当归12g，肉苁蓉30g，水煎服，7剂。

服药7剂，情绪略安，至31剂，已愿活动。心情舒畅无紧张感，诊其脉弦细，舌质淡中有裂纹，继以养心安神，滋阴清热，解郁除烦之法，拟炙甘草9g，北小麦30g，大枣7枚，远志9g，栀子6g，豆豉12g，菖蒲9g，郁金12g，川连3g，黄芩9g，白芍12g，阿胶9g，水煎服。服至25剂，神志如常人，可坚持正常工作，痊愈后随访观察1年，未发病，疗效巩固。

摘自：谢海洲．经方为主治疗癫狂［J］．北京中医，1986，(4)：6.

结　语

癫证多由痰气郁结，气郁化火，日久伤阴所致，临证可以此病机为基础选用经方。

愁忧思虑，伤及心、肝、脾三脏，气郁痰结化热者，常见胸闷，痰多，舌红，苔白厚燥，脉弦滑，宜柴胡加龙骨牡蛎，痰热重合小陷胸汤，清心肝内蕴

之痰热。

气郁化火，扰乱心神，见心烦，脉数，苔厚，宜清心除烦，用栀子豉汤。痰火内盛者，加用胆南星、瓜蒌仁等祛痰。

癫由七情所伤，损伤心肝脾，宜甘麦大枣汤养心脾，定心神，解肝郁；痰气郁结较重合用导痰汤。若阴虚内热者，合百合地黄汤，失眠心烦合黄连阿胶汤。

癫证神志昏蒙，面色萎黄，形体消瘦，舌淡，脉虚，属于脾肾阳虚，水浊凌心扰肝。奚凤霖以真武汤加温肾药物治疗，这是不同于一般癫证的治疗变法。

第二章 狂　证

狂证是以精神亢奋，狂躁暴戾，喧扰不宁为主要特征的病证。本病多由痰热内盛，扰动心神为主要病机。早在《黄帝内经》就大量论述了狂证，如《癫狂》篇“狂始发，少卧，不饥，自高贤也，自辨智也，自尊贵也，善骂詈，日夜不休”。《难经》指出：“重阳者狂。”张仲景在《金匮要略·五脏风寒积聚病脉证并治》篇指出：“阳气衰者为狂。”并提出惊狂、如狂、发狂等症状，其治疗方药如桃核承气汤、抵挡汤、桂枝去芍药加蜀漆龙骨牡蛎救逆汤等治狂名方。

案1　高濯风柴胡加龙骨牡蛎汤案

王某，男，52岁。

初诊：1991年5月11日。主诉及病史（家属代诉）：两个月前牵牛下地劳动，不慎将牛丢失。惊恐悔恨交织于胸，百思不解，渐而出现烦惊不寐，继而幻听幻视，甚则登高弃衣，力气过人。曾服大剂量镇静剂未能奏效。诊查：身体瘦弱，面色苍黄晦暗。舌质淡红，苔白，脉沉弦。辨证：癫狂，肝郁化火。治法：和解少阳，重镇安神。处方：柴胡9g，太子参15g，半夏12g，枯草头10g，龙骨30g，牡蛎30g，甘松10g，磁石30g，黄芩9g，茯苓30g，川芎10g，炙甘草6g，栀子9g。

二诊：1991年5月25日。药后已能安然入睡，心烦躁扰减轻。加朱砂1.5g（研末冲服）。

三诊：1991年6月1日。脉沉弦，神渐安。原药方再进。服药两周，患者神志清爽，睡眠、饮食正常。随访1年未见复发。

[原按]

肝病多恐，胆病多惊。患者素体瘦弱，胆气虚怯，又逢凶涉险，使惊气入心，忧思积虑使肝郁化火。木火内扰脏腑，使三焦水火不济，脏腑气机失调，意志丧失。三焦为病治少阳，故投小柴胡汤调节气机，推陈致新；佐以龙骨、牡蛎、磁石镇胆气之怯而止烦惊；二者相伍使胆腑清利、肝气条达、水火既济、脏腑气机和顺。

摘自：董建华，王永炎．中国现代名中医医案精粹（4）［M］．北京：人民卫生出版社，2010：204.

案2　郭国兴大柴胡汤案

朱某，女，62岁。

初诊：1982年1月19日。主诉及现病史：胡言乱语、狂躁不宁4天。4天前因与丈夫争吵，被丈夫打骂而生气，继而出现胡言乱语，哭笑无常，弃衣袒怀，狂躁不宁。病发后又被丈夫用绳子捆绑，故病势愈加重。1年前曾有类似症状发生，经多方调治数月而愈。辨证：怒气伤肝，气郁化火，铄液成痰，痰随气生，蒙蔽清窍，扰乱神明。治法：疏肝解郁，清热泻火，化痰开窍。处方：柴胡10g，黄芩15g，大黄30g，赤芍15g，法半夏10g，枳实10g，黄连10g，菖蒲10g，郁金15g，丹参30g，甘草5g，青黛10g（布包）。水煎服。上方服药2剂，火随气降，患者自觉身困乏力，神志已清，狂躁遂止。后因感冒和月经来潮而来就诊4次，癫狂未再发作。

［原按］

《素问·至真要大论》说："诸躁狂越，皆属于火。"本证属于狂证，气郁是其病因，气郁化火，火烁液为痰，痰火随气上升蒙蔽清窍是主要病机。方中柴胡疏肝，枳实破气；黄芩泄肺火，黄连泄心火，青黛泄肝火；菖蒲、郁金协助半夏化痰，且芳香开窍；气结痰壅必致血瘀，故用赤芍、丹参化瘀兼凉血安神；甘草调和诸药以护胃气；加重大黄，釜底抽薪，故服用2剂而神清。

摘自：董建华，王永炎．中国现代名中医医案精粹（4）［J］．北京：人民卫生出版社，2010：237-238.

案3　刘渡舟大黄黄连泻心汤案

黄某某，男，42岁。

因家庭夫妻不和睦，情志受挫，发生精神分裂症。数日来目不交睫，精神亢奋，躁动不安，胡言乱语，睁目握拳，作击人之状。口味秽臭，少腹硬满，大便一周未行。舌苔黄厚而干，脉来滑大有力。辨为火郁三焦，心胃积热之发狂，方用：大黄8g，黄连10g，黄芩10g。服药3剂，虽有泻下，但躁狂亢奋之势仍不减轻。病重药轻，须增大其服，原方大黄剂量增至12g，泻下块状物与结屎甚多，随之便神疲乏力，倒身便睡，醒后精神变静，与前判若两人，约一周方恢复正常。

［原按］

本案为阳亢火动之实证，《内经》所谓"阳狂"是也。火盛阳亢，心胃积热，三焦不利，六腑不通，故见精神亢奋，烦躁不安等症，从其苔黄，脉滑有力，则必以泻心胃之火而下其大便为主，方用三黄泻心汤苦寒直折，泻火坚阴。若兼有腹胀疼痛，改用大承气汤其效更捷。

摘自：陈明．刘渡舟临证验案精选［M］．北京：学苑出版社，1996：46.

案4 邢锡波大承气汤案

张某，女，19岁，学生。

患者因思虑过多，经常失眠，后遂言语失常，见人詈骂，不避亲疏，饮食亦不规则，有时食不知饱，有时终日不食，心烦不宁，有时绕街狂跑，发作已有月余，越延越重。诊其脉右侧沉滑有力，大便3~4日一行。证属：痰涎蒙闭清窍。治宜：通闭清热，豁痰开窍。处方：生大黄20g，枳实12g，厚朴10g，玄明粉10g，瓜蒌30g，石菖蒲12g，广郁金10g。连服2剂，每日溏泻2~3次，无明显效果。后将大黄加至30g，服药后，每日便泻7~8次，服至3剂，已疲惫不欲起立，精神逐渐清醒，不似以往之狂言乱语和心烦不眠，后以镇逆化痰和胃之剂，调理而愈。由此可见，大承气汤治疗痰涎壅闭清窍、精神错乱，疗效亦佳。

[原按]

阳明腑证为“胃家实”也，其性质属里、热、实证，由于热邪盛而传入胃肠之中，使津液耗损，燥热与糟粕秘结，壅而为实，以致燥屎形成于胃，使气机不通，因之气有向里向下之趋势，因此用下法治之，实邪顺其势而随大便下泻外出。否则燥实不去，非但邪热无从肃清，更兼耗损津液，以致燥实更结，里热更甚，病证日益严重，故下法亦为使津液免于更伤的一种积极措施。下法应用范围很广，但须掌握时机，若用之适当，邪除病愈。如用之不当，可使病证加重，造成危候。大承气汤用厚朴之苦温，行气以消满；枳实之苦寒，下气以消痞。二药均为气分药，可通达肠胃之气。又用芒硝之咸寒以软坚，开热邪之凝结；大黄之苦寒以泻下热结。硝、黄二药在枳实、厚朴的推动下，而有荡涤肠胃，推陈致新的作用。用以治阳明腑实痞满燥实俱备，效如桴鼓。因本方可泄热破结，化燥软坚，顺理腑气，攻下燥屎，力大而峻，故名“大承气汤”。大承气汤为攻下之峻剂，用时须严格注意以下事项：①必须具备痞满燥实坚，方可用之，缺一不宜。②患者必须内有燥屎，或便硬或热结旁流，用之方为合拍。③呕多，胃气上逆时虽具备其他可下之症，亦不宜用大承气汤。④服后如大便已得通畅，余药勿再服。

摘自：邢锡波．邢锡波医案集［M］．北京：人民军医出版社，1991：88.

案5 朱师墨黄连阿胶汤案

湛某，男，70岁。

主诉及病史：患者性情急躁善怒，近因家事纠纷，情绪更加激动，日夜不寐，烦躁不安。逐渐发展为指战目鼓，狂言乱骂日夜不休。诊查：面赤目红，口干喜饮，尿色深黄，脉弦数，寸关大，舌绛，苔少。辨证：此因肝阳素旺，更因情志郁结化火，冲逆无制，故呈狂躁不寐之证。脉弦数而寸关特大，舌绛目赤，颜红口干，狂躁难制，乃肝肾阴虚致心肝火旺，郁火炽盛之征。治法：滋阴凉肝，清心宁神。方用黄连阿胶汤加减。处方：黄连8g，黄芩12g，阿胶（蛤粉炒珠）9g，赤白芍各9g，龙胆草9g，珍珠母30g，酸枣仁9g，朱麦冬12g，大生地24g。服药3剂，能入睡2~3小时，目鼓指战、狂言乱骂较减，舌绛、目赤、面红减退，但仍狂躁。脉舌如前。原方加菖蒲6g，郁金6g，以开心气而减肝郁。服完4剂药，脉转缓和，舌绛、目赤之症大减，夜眠可达4~5小时。原方去龙胆草，加青龙齿20g，煅磁石24g，以加强镇摄心神之力。再服药4剂，诸症悉除。

［原按］

狂躁属精神失常疾患，成因以情志所伤、痰气上扰为主要因素。本患者为肝阳偏亢之体，复因情伤，气郁化火，心阴亏耗，心火暴张，而见狂躁不寐之候。治疗时以滋阴平肝，清心安神之法，以黄连阿胶汤滋阴而清心，龙胆草、赤白芍凉肝柔肝，珍珠母、龙齿、磁石以镇心安神。

摘自：董建华．中国现代名中医精粹（2）［M］．北京：人民卫生出版社，2010：97.

案 6　朱师墨抵当汤、桃仁承气汤案

文某，女，20 岁。

患者婚后数年未孕，但月经一直正常，患者自认为因身体虚弱而致不孕，因求子心切，乃长期服温补中药，并注射各种西药补针，后忽然停经不行，误认为受孕，更服补药，多打补针以求保胎。停药 3 个月后，患者常觉烦躁不安，面赤舌燥，通宵失眠，精神兴奋异常，自言自语，滔滔不绝。某日外出路上突然发狂，后日夜狂闹，啼笑无常，高歌大叫，不辨亲疏。诊查：面红目赤，舌质紫暗，大便秘结，下腹痞硬拒按。辨证：为瘀热闭经导致“蓄血发狂”之证。治法：抵当汤合桃仁承气汤加减。处方：虻虫 9g，水蛭 9g，桃仁 9g，红花 9g，大黄 12g，䗪虫 9g，芒硝 12g（分两次冲）。

上方药连服 7 剂，每日泻下秽臭棕色粪便多次，狂势渐得控制，不再胡闹哭骂，但精神异常，不辨亲疏。乃改用血癥方加减。处方：大黄 9g，桃仁 9g，红花 9g，当归 9g，赤芍 9g，川芎 9g，三棱 9g，莪术 9g，五灵脂 9g，生蒲黄 9g，丹参 15g。服药 7 剂后，月经始通，但量少色黑。继服原方（大黄减至 6g）8 剂后，经量增多，色泽较红，腹痞好转。但仍神志恍惚，改用活血通络，豁痰开窍之剂，先用汤药，后改膏方，约经半年，方保月经正常，神志恢复。

［原按］

患者年轻气壮，常进温补，而致热入血室，与血相搏，蓄积于下，扰动于上，终成经闭发狂之证。治疗则非逐瘀破血莫属。抵当汤、桃仁承气汤均为攻逐瘀血之剂，为治“蓄血”之主方。两方合用，相得益彰。服药虽少，但起效神速，足见用药准确、迅速，为治疗危重症的关键所在。

摘自：董建华．中国现代名中医精粹（2）［M］．北京：人民卫生出版社，2010：100.

案 7　邢锡波瓜蒂散案

张某，男，59 岁。

因平素性情暴躁，更加思虑过度，经常失眠，后遂自言自语，出现精神失常状态，有时咆哮狂叫，有时摔砸杂物，喜笑怒骂变幻无常。如此情况延续月余，家中杂物摔砸已尽，渐至见人殴打，因此锁闭室中，不敢令其出屋，百般医疗，均无效果。邀余处方，余谓古人对精神错乱的认识，谓系痰涎蒙蔽清窍。须用涌痰之剂，使痰涎涌出，方能有效，余逐疏瓜蒂散与之。处方：瓜蒂 10g，豆豉 10g，赤小豆 30g。煎汤顿服，连进 2 剂，其呕吐黏涎 3 次，毫不见效，后因房门锁开乘机蹿出，竟将邻人殴伤并将所有杂物尽行砸碎，因此家中苦闷无法维持，一再强余设法治疗。余因与患者之子相知素深，遂不顾一切地予大剂瓜蒂散与之。处方：苦瓜蒂 21g，赤小豆 30g。煎汤顿服，服后隔半小时便开始作呕，连续两昼夜共呕 20 余次，尽属黏涎，自呕吐开始便不思饮食。一天后现周身困顿不欲活动，困唾到第二天忽然清醒，后以豁痰通窍安神之剂，调理而愈。

[原按]

瓜蒂自古即用为催吐药，寒饮停蓄胸中，阻碍肺气之通畅，故气冲而不得息。瓜蒂之催吐，能使寒饮呕吐而出，也就是古人所说邪在上者，可涌而出之，寒饮外出，不但胸中痞硬自解，而气冲不得息之证，亦必霍然消失，赤小豆可健脾胃，除烦满，通气利水，是协助瓜蒂行水以祛胸中之满。瓜蒂催吐，能损伤胃气，所以用赤小豆以和胃气。

摘自：邢锡波．邢锡波伤寒论临床实验录［M］．北京：人民军医出版社，2012：196.

案 8　邢锡波桂枝去芍药加蜀漆龙骨牡蛎救逆汤案

彭某，男，58 岁。

患伤寒证11日，虽经发汗3次，而发热恶寒不解，身体困顿不支，食欲不思，夜不能寐，口燥舌干，脉象浮软。此系过汗损伤津液，而外不解，阳气已伤。此时应以扶阳育阴之法，辅以宣邪外达之剂，助正以祛邪。医者不知，认为阳虚而邪不透，与以辛温补阳散邪法治之，参附和荆防并用。服药后，心中烦躁，惊狂不安，辗转床头，起卧叫喊。余诊其脉，细数而浮，按之无力，舌质绛而少津，此乃平素阳气不足，病后因汗不如法，经过多次发汗，津液先伤，阳气耗损。当津气两败之际，病邪仍胶结不解，既不经误治，已感困顿不堪，而医者，复以温燥辛散之品，竭阴助热，不但外邪不解，而辛温燥热之药，又复内迫以助病势，故现惊狂不安之症状。若不速为挽救，则一阵大汗，将变为虚脱之证矣。遂与桂枝去芍药加蜀漆龙骨牡蛎救逆汤。因患者汗出不禁，为防止大汗淋漓，造成虚脱，故处方时，未去芍药。处方：桂枝5g，生牡蛎15g，生龙骨15g，蜀漆6g，芍药12g，茯神15g，生姜3g，小枣15枚，甘草10g。嘱其连煎2剂，隔4小时服1次。服药后，精神逐渐安静，略能入睡，惊狂之象不再发作。然胃呆仍不能食，遂以此方加养胃育阴之品，连服4剂，症状好转，食欲渐展，连服20余剂，始恢复正常。

［原按］

用火劫的方法，强迫其汗，致汗多而亡阳。在出汗的过程中，阳气损伤，阴液劫夺。身体之衰弱，已呈困顿不支濒于垂危的现象，而其火劫之热毒，仍随经内迫，致精神失常，而成惊狂不安之状态。本方用桂枝以解太阳未尽之邪，同时扶心脏垂危之阳，佐甘草以养心气。精神之惊狂不安，固由于火毒之内迫，而虚阳之浮越，亦有密切关系。龙骨、牡蛎有镇静安神之作用，更兼龙骨、牡蛎为收涩之专药，可以止汗固脱。精神之所以反常，系受火毒之影响。蜀漆能清热散逆，是一种釜底抽薪的办法。惊狂不安之证，多发于过汗损阳伤阴之后，再受热邪之侵袭而发生。亦有体素阴虚，内蕴郁热，再经火劫，或辛热药之刺激，亦能造成惊狂不安之证。这种惊狂不安症状的产生，不论由何原因所造成，都属于病势较为严重的情况。

摘自：邢锡波．邢锡波伤寒论临床实验录［M］．北京：人民军医出版社，2012：145.

结 语

癫狂，皆由七情过极、五志化火、痰气郁蒙心窍所致。故治疗首宜开郁、清火、豁痰、宁心。病久则当辨阴虚、阳虚用药。

七情内扰，肝郁化热而狂，宜柴胡加龙骨牡蛎汤。若痰火内蕴，苔黄，脉滑有力，宜选用大柴胡汤、大黄黄连泻心汤。若兼有腹胀疼痛、不大便，此燥热与糟粕秘结，用大承气汤，效力更捷。

气郁化火，心阴亏耗，心火暴张，而见狂躁、不寐，宜黄连阿胶汤滋阴而清心。肝火旺加龙胆草、赤芍白芍。

瘀热蓄积于下，扰动于上所致蓄血发狂，可选择抵当汤、桃仁承气汤，攻逐瘀血。

痰饮蒙蔽心窍而狂，可暂用瓜蒂散催吐痰涎，痰涎外出，狂证常霍然消失。

心阳不足，痰火内蕴，惊狂不安，宜桂枝去芍药加蜀漆龙骨牡蛎救逆汤。本方用桂枝、甘草以温养心气，龙骨、牡蛎镇静安神，蜀漆能清热祛痰。

本病以心神不安症状为主，临证可在上述经方的基础上，辨证加郁金、合欢花、远志、石菖蒲、枣仁、夜交藤、珍珠母、龙齿、磁石等安神之品。

第三章　痴　呆

痴呆又称呆病，是以呆傻愚笨为主要临床表现的一种病证。本病的病机主要是肾虚不足，痰瘀阻窍所致。痴呆有后天老年痴呆和先天小儿呆钝之别，但治疗上均以补益心肾为主，佐以活血、祛痰。

案 1　董廷瑶桂枝加附子汤案

段某，男，7 岁。

1984 年 9 月 29 日一诊。患儿难产，经产钳始下。自幼神志呆钝，有时独语，初进小学，学习成绩欠佳。言少手抖，走路踽行，面色苍黄，动辄多汗，大便时干，小溲夜遗。脉濡细弱，舌苔淡润。心神受损，表阳久虚。治以桂枝加附子汤。桂枝 3g，白芍 6g，清甘草 3g，生姜两片，红枣 3 枚，黄厚附子 4.5g，干菖蒲 9g，制首乌 9g，当归 6g，火麻仁 9g，麻黄根 9g。7 帖。因住外地，嘱以连服。

12 月 29 日四诊：神思已清，智能渐开，能言能写，手足亦舒，尚有夜遗，脉濡苔润。治宗原法，合以扶元固肾。桂枝 3g，白芍 6g，清甘草 3g，生姜两片，红枣 3 枚，龙牡各 20g（先入），黄厚附子 6g，桑螵蛸 9g，莲须 9g，怀山药 9g，太子参 10g。7 帖。经又服两月余，智力接近正常，诸症亦平。

[原按]

本例之症，虽是神志呆钝，独语言少，然四诊所见，尚有手抖蹒行，动即汗出，董师遵《难经》“损其心者，调其营卫”之旨，根据《伤寒论》“太阳病，发汗，遂漏不止，其人恶风，小便难，四肢微急，难以屈伸者，桂枝加附子汤主之”，即投该方，并贯穿于治疗终始，取得良效。其间曾参入扶元固肾药，但桂枝法的益神开智之功，昭然若揭。可见和营振阳之法不仅宜于血脉之心，亦可用于神明之主也。

摘自：宋知行，王霞芳．董廷瑶幼科撷要［M］．天津：百花出版社，1990：226.

案2 姚培发肾气丸案

龚某某，女，62岁。

1989年4月16日初诊。家属代诉：近2年健忘，意志消沉，胆怯善惊，神志欠清。现神疲呆钝，问而不答或答非所问，失去个位数计算能力，外出忘记归途，不寐，便秘、口渴，舌质红，脉弦细。脑CT检查示：脑回增宽、脑室扩大、脑萎缩。证属肝肾不足，髓海空虚，痰热上蒙。治宜补肾填精、泄热豁痰开窍。处方：生地、熟地、益智仁、石菖蒲、黄芩、天竺黄各10g，白芍、淮山药、丹参各15g，远志6g，竹沥（冲服）1支，炙甘草4.5g，珠黄散（冲服）0.3g。

略予加减服5个月后，神志清楚，夜寐安，准确回答简单问题，恢复个位数计算能力，耳鸣，时健忘，脉细弱，表明痰热已除，肾精未充，故以补肾填精为主，药以生地、熟地、肉苁蓉各10g，枸杞子、女贞子、旱莲草各12g，首乌、茯苓各15g，远志、炙甘草各4.5g，珠黄散（冲服）0.3g。服用月余后，神志清楚，问答切题，定向障碍消失，生活自理。

[原按]

本例初诊时以痰热蒙窍为标，故以黄芩、竺黄、竹沥、远志、石菖蒲、珠黄散泄热豁痰开窍去其实，配伍丹参以活血通络，盖痰瘀同源之理也，仅以生地、熟地、白芍、益智仁顾其肝肾。嗣后，痰热渐除，肾精不足证毕现，故以补肾填精之品以治其本，辅以珠黄散、丹参、石菖蒲以除余邪，如此标本兼顾，相辅相成，故收效益彰。

摘自：李建生．补肾法治疗老年病经验举隅［J］．新中医，1994，(1)：63.

结　语

幼儿痴呆，见汗出、手抖、脉弱，舌淡，此为心肾之阳气不足，董廷瑶治以桂枝加附子汤。他认为本方有益神开智之功，盖心主神明，本方和营温阳，心神得以温养，智力自增。

人到老年，肾精先衰，则髓少脑空发为痴呆，可选用肾气丸。姚培发以益智仁代附子、肉桂，并防二药之温燥，加天竺黄、竹沥、远志、石菖蒲泄热祛痰开窍，配丹参活血通络。

近年来，老年痴呆发病率不断增加，经方治疗老年痴呆不乏报道，现总结于下，供临床参考。脾肾阳虚，面色白、手足冰凉、舌质淡胖、脉沉细弱者，可选用肾气丸、真武汤治疗。临证常加菖蒲、远志开心窍。阴阳不和，清阳不升者，方用桂枝加葛根汤，肾虚加菟丝子、枸杞子、山约、熟地、仙灵脾；脾虚加党参；血瘀加丹参；痰湿加半夏、石菖蒲、薏苡仁等。血管性痴呆，瘀血内阻者，宜桃核承气汤、当归芍药散。

第四章 颤 证

颤证是指头部或肢体动摇、颤抖为主要临床表现的一种病证。本证多因肝肾亏虚，虚风内动所致，或夹痰瘀阻滞脉道，则较为难治。

案1 颜德馨甘麦大枣汤案

王某，女，28岁。

患者阵发性头部摇动及上肢抽动已半年，因在外院治无效而转至本院。来院时发作频繁，发作时头不停摇摆，上肢不停抽动，神态焦虑。摇至神疲无力，方得小休，经针灸服药均未见效。患者头部摇动不止，伴四肢酸楚，入夜梦多，呓语喃喃，脉弦滑，舌紫不泽。产后瘀滞，筋失所养，血虚生风之象。处方①：甘草6g，淮小麦30g，大枣6只，丹参15g，生铁落30g，龙骨、牡蛎（各）30g，山羊角30g，全蝎1.5g。处方②：柴胡4.5g，红花9g，桃仁9g，生地12g，当归6g，赤芍9g，川芎4.5g，生甘草3g，枳壳4.5g，桔梗4.5g，牛膝4.5g。两方参差服用，住院29天，症状消失出院，恢复工作。

［原按］

产后百脉空虚，血不养肝，肝原风木，虚风内动，故有震颤不已之变。论治法，肝主急，急食甘以缓之，取甘麦大枣汤加镇肝熄风之品，君主在位，相火自靖，肝风自熄。另则，产后最易蓄瘀，临床所见多梦、呓语、舌紫症状，是补益太过，致留瘀之弊。但凡补药过量或杂药乱投之久治不愈者，势必引起气血乖和，用血府逐瘀汤平衡气血阴阳，往往取效神速。本病属大脑皮层下各结构功能紊乱所致，用养心以安神志，镇肝以定魂魄，活血化瘀以调气血阴阳，所称怪病不期而愈。

摘自：颜乾麟. 颜德馨中医心脑病诊治精粹［M］. 北京：人民卫生出版社，2009：224.

案2　门纯德桂枝加葛根汤案

贾某，男，62岁。

素患高血压、动脉硬化症。每逢体劳过度或情志不舒，则出现肢体震颤，轻者颤动有时，重者身不由己，尤以上肢为重。经服用镇静安定之类药物均不见效。诊见：情志淡漠，头及上肢颤动无度，项背素日发强，脉缓而细弦。遂以桂枝加葛根汤加钩藤15g，全蝎3g，令服3剂。服后震颤大减，自觉周身活畅。再以桂枝加葛根汤倍加芍药，令服3剂，其症若失。

摘自：门纯德. 名方广用［M］. 重庆：科学技术文献出版社重庆分社，1990：129.

案3　颜德馨桂枝加龙骨牡蛎汤案

韩某，女，71岁。

2005年12月2日初诊。帕金森病7月余，时感舌、下巴、双下肢震颤。初诊：11年前行乳腺癌根治术，有腔隙性脑梗死病史。今年2月开始出现乏力纳呆，两腿无力，左腿尤甚，4月开始舌、下巴、双下肢震颤，左腿尤甚，到8月因不能确诊，诊断性试验用盐酸硫必利，症状加重，9月在北京宣武医院神经内科确诊为帕金森病伴忧郁症，同时在东直门医院服中药，药后舌、下巴震颤略减。目前乏力嗜卧，但难以入眠，服2粒安眠药，双下肢震颤，左下肢更甚，动作迟缓，左下肢拖步现象，纳平，大便数日一行，服芦荟粉，尿频尿少，尿常规正常。头晕，无视物旋转。面色不华。查其：舌胖，苔白，脉细弦。瘀血动风颤病。此为乳癌术后，复又脑梗及郁证，肝郁气滞，久病入络，络脉为痰瘀所困，故见上下肢震颤，劳累或紧张易发作或加重，头晕，神怯，面色萎而不华，常数日不更衣，乃津液不足之象。治法：柔肝熄风，活血通络。处方：当归 15g，白芍 15g，煅龙牡各 30g，桂枝 4.5g，苍白术各 9g，白蒺藜 15g，葛根 15g，千年健 9g，伸筋草 30g，木瓜 9g，地龙 9g，生紫菀 9g，火麻仁 9g，升麻 10g，肉苁蓉 9g。14 剂。

二诊：药后感觉精神转振，双下肢震颤减轻，已能独自上楼，睡眠亦大有改善。唯紧张后尚有下巴抖动，近日尿路感染复发，引起内脏失衡，前症复小作，脉细弦，舌红苔薄腻，再取前法化裁。处方：当归 15g，白芍 15g，升麻 15g，石韦 15g，苍白术各 9g，木瓜 9g，地龙 9g，伸筋草 15g，生紫菀 9g，火麻仁 15g，白蒺藜 15g，千年健 9g，知母、黄柏各 9g，黄连 3g，桂枝 4.5g，煅龙牡各 30g。14 剂。水煎服，日 1 剂。精神转振，肢颤明显减轻，生活自理。

[原按]

帕金森病之病机特点是本虚标实，多由肝肾不足，气虚血少，筋脉失养，虚风内动所致。本例患者双下肢震颤，头晕，神怯，面色不华，脉细弦，舌胖苔白，常常数日不更衣，津液不足，筋失所养。肝为刚脏，非柔润不能调和；肝主筋，肝血不足则筋失柔润。故初诊先取柔肝育阴，活血通络之法。药取当归、白芍、木瓜等酸甘之类，盖酸能柔筋，甘能缓急。配伍葛根、千年健、伸筋草、地龙之舒筋活络，紫菀、火麻仁、肉苁蓉润肠通便，尤妙在柔润剂中增入桂枝一味，辛通走络，群阴药中得此则有阴阳互根之妙，且配白芍，有调和营卫之效。切中病机，药后震颤小止，精神转振，大腑转畅，唯尿路感染症复发，引至内脏失衡，前症有小作。故复诊时续以前法，酌加通关散清湿热，助气化，取黄柏泻相火而坚阴，知母滋肾阴而清热，用桂枝代肉桂通阳化气利关窍。药后诸症改善，难治病竟达小康之局。帕金森病常缺乏有效治疗，柔肝育阴、活血通络法较传统平肝熄风、镇潜定痉法为优，此法可供临床参考。

摘自：贺兴东，等. 当代名老中医典型医案集·内科分册（上）[M]. 北京：人民卫生出版社，2009：104.

案 4　俞长荣当归四逆汤案

张某，女，30 岁。

初诊：1978 年 9 月 8 日。主诉及病史：昨日月经来潮洗澡，晚上突然全身颤抖，手足痹冷，下肢冷过膝部，伴心悸，心烦不眠。诊查：舌紫胖苔黄腻，脉细数而涩。辨证：证属寒湿阻络，气血不达。治法：予当归四逆汤加减。处方：当归 9g，白芍 9g，桂枝 6g，吴茱萸 6g，通草 6g，甘草 5g，生姜 3 片。

二诊：9 月 9 日。上方药服 1 剂，诸症均减，已能下地行走，睡眠转佳，惟觉疲乏。处方：党参 15g，黄芪 15g，茯苓 15g，白术 9g，半夏 9g，当归 6g，桂枝 6g，陈皮 4.5g，甘草 3g，续服药 2 剂痊安。

[原按]

本例月经来潮，血脉较虚，洗澡冲凉，阳气受戕，阴气乘之，阴阳乖和，气血不达。故方用当归四逆汤以通阳散寒、调理气血。

摘自：董建华. 中国现代名中医医案精粹（1）[M]. 北京：人民卫生出版社，2010：363.

案 5　陈亦人真武汤案

张某，女，52 岁。

初诊：1967年6月26日。主诉及病史：右上肢震颤年余。去年5月份见右上肢震颤，且有逐渐加重之势。曾在某医院神经科诊为帕金森病。迭服中西药物，未见明显效果。诊查：右上肢震颤，且右手足浮肿，时出冷汗，面色㿠白，夜寐不安，心中不宁。大便干结，七八日一行。能食不渴，苔白腻，脉沉细。辨证：心阳不振，痰饮浸渍。治法：温阳安神，祛痰化饮。处方：桂枝9g，白芍9g，炙甘草6g，橘红6g，白薇9g，茯苓9g，胆南星6g，生龙骨、生牡蛎各9g，大枣5枚，5剂。另礞石滚痰丸口服，日2次。

二诊：1967年6月30日。抽搐未止，右侧肢体肿胀仍甚。心悸头晕，脉仍如前，但白腻苔渐化。痰湿有欲化之机。续进温阳散水，真武汤加减。处方：制附子9g，云茯苓9g，白术9g，杭白芍9g，生姜9g，桂枝9g，生龙牡各9g，五加皮9g，白芥子6g，大枣5g，7剂。

三诊：1967年7月8日。肢体震颤完全停止，浮肿亦减，但自述腰脊酸胀，弄舌。苔薄白而不腻，脉细稍沉。温阳散水已效，仍宗原意加减。处方：制附子9g，云茯苓9g，白术9g，生姜9g，桂枝9g，生龙骨9g，白芥子6g，石菖蒲9g，独活6g，茵陈15g，大枣5枚，7剂。以后该患者未再来诊。年关时见到她，言身体基本如常，病体竟获痊愈。

[原按]

震颤麻痹为疑难病证，治疗很难短期奏效。该案在初诊时，一派阳虚饮停之象，但因有心中不宁之症，于是用温阳安神、祛痰化饮之法。投药以后，苔虽化而他症改变不甚明显，说明虽有痰湿为患但病本不在于心，治疗应当另辟他途。仲景有“心下悸，头眩，身瞤动，振振欲擗地者，真武汤主之”之训，该案有肢体震颤、心悸、头晕、肢体肿胀而又脉沉细之证，乃肾虚水泛无疑。《黄帝内经》言：“阳气者，精则养神，柔则养筋。”肾阳虚衰，不但不能充养肌体，反而令水蓄不制，泛滥经隧，致使筋肉跳动、震颤不已。故用温阳散水之真武汤，加桂枝通经脉而散水气，白芥子逐顽痰以利隧道，参合诸药加减，竟收意外之效。中医辨证灵活之妙，经方变通运用之神，良可叹也。

摘自：董建华，王永炎．中国现代名中医医案精粹（3）［M］．北京：人民卫生出版社，2010：323.

案6 王庆国真武汤案

张某，男，32岁。

头摇肢颤，北京协和医院诊断为“神经脱髓鞘症”，求治2年余未见好转。于2009年5月22日来北京中医药大学国医堂就诊。王庆国教授因其言语謇涩，“振振欲擗地”，舌淡，苔黄白腻，脉弦缓无力，诊为髓海不足、命门大虚之颤证。处方以真武汤合地黄饮子加味如下：山萸肉20g，熟地30g，麦冬30g，五味子20g，菟丝子20g，肉苁蓉15g，淫羊藿20g，巴戟天20g，肉桂10g，茯苓30g，炒白术15g，白芍20g，制附子10g，生晒参20g，生黄芪50g，黄柏6g。14剂。“阳虚则动水”，舌淡脉无力为脾肾阳虚之象而脉缓乃湿盛动水之候，故以茯苓利水；白术补脾以散水；人参、黄芪助之，兼补肺以消其语涩；白芍泻木益土以制水兼敛肝。“阴虚则动风”，肝肾之阴不足则肝风内动，掣其肢项，故用山萸肉、熟地、肉苁蓉、淫羊藿、巴戟天温补肾阴；菟丝子补肾利湿；麦冬凉肝润血；五味子补肾敛肝；附子、肉桂温肾阳助脾阳；黄柏泻黄白腻苔所示之湿热。

2009年6月5日，患者二诊。自述腿摇语涩症状减轻。舌淡，苔黄白腻，脉弦滑。舌淡如故，脉由缓转滑，表明阳气虽虚但已能鼓动水邪，应重用黄芪、附子以助之。王教授遂调整处方如下：山萸肉15g，熟地30g，麦冬25g，五味子20g，菟丝子20g，肉苁蓉15g，淫羊藿20g，巴戟天20g，肉桂10g，茯苓30g，炒白术15g，白芍20g，制附子15g，生晒参20g，生黄芪100g，黄柏6g。7剂。

2009年9月4日，三诊。患者自言自行照抄方抓药续服至今，腿摇语涩消失，但下楼时觉腿软，时转筋。舌淡，苔黄白腻，脉弦紧，两寸弱。脉由滑转紧，示其气阴壅盛、郁而不达，故两寸反弱，王教授加用麻黄、细辛以散之，以成麻黄细辛附子汤。处方如下：炒山药20g，山萸肉15g，大熟地30g，麦冬25g，五味子20g，菟丝子20g，肉苁蓉15g，淫羊藿20g，巴戟天20g，肉桂10g，茯苓30g，炒白术15g，白芍20g，制附子10g，生晒参20g，生黄芪60g，黄柏3g，炙麻黄3g，细辛3g。15剂。

2009年11月24日，四诊。患者自觉双腿有劲，但服药后觉恶心，脾气急，失眠。舌红，苔薄黄，脉弦。数月已去，舌由淡变红，阳虚证已全然消失，并出现了呕恶、气急、失眠、脉弦等郁热之象，师谓附子温之过是也，遂去附子减肉桂，并调整处方如下：山萸肉15g，大熟地30g，麦冬25g，五味子20g，肉苁蓉15g，肉桂4g，夏枯草10g，远志15g，巴戟天10g，茯苓30g，炒白术15g，白芍20g，生芪40g，黄柏5g，法半夏20g，川连10g，炒山药20g，柴胡5g。15剂。并嘱其煎药时加高粱米少许（以成半夏秫米汤）。

［原按］

《伤寒论》云：“太阳病发汗，汗出不解，其人仍发热，心下悸，头眩，身瞤动，振振欲擗地者，真武汤主之。”持经方辨证，但见一症便是，不必悉具，非唯柴胡一证是也。且舌淡、脉无力乃其髓海真阴不足、命门相火大虚之羸候，非峻补难以奏效，此地黄饮子当用则用之时。又大病其气已虚，黄芪非重投不能起效，但始仅稍重为宜。然大补之剂，惟恐成滞，况其苔本腻矣乎？遂少佐黄柏。诸家方术，信乃始成。信者，验也。且观其验：半月复诊，腿摇减，脉较前已有力，舌淡如故，苔腻未加。知补之无虞而黄芪之剂亦可重，且诊脉当观其前后之变也，故守方徐图之机已成。三诊时见羸状徐消，但转筋、脉紧、寸弱见，其阴当散矣。故用麻黄、细辛，减黄柏，非散之至表，亦达于上焦。四诊时见药后欲吐，舌红、苔不腻、脉弦，此诚去温止呕之时；其舌脉若此，必致不寐心烦，此病者未言之苦，医当早察。故去附子减肉桂加柴胡达郁，黄连、半夏以降胃止呕，益夏枯草、远志而安心神。但观黄柏、肉桂之剂量，用药随证加减之法又见一斑矣。

摘自：龚轩．王庆国教授治疗神经脱髓鞘验案1则．北京中医药大学学报（中医临床版），2010，(2)：42.

结 语

颤证总以补肝肾气血，祛风痰瘀阻为纲，临证可根据患者虚实选用经方。

血不养肝，虚风内动，震颤不已，以肝苦急，甘以缓之的原则，取甘麦大枣汤治疗，临床可加龙牡、全蝎等熄风之品，瘀血内阻合血府逐瘀汤。

阴阳不和，津液不布，经脉失养者，以桂枝加葛根汤。血虚寒凝，气血不达，方取当归四逆汤，通阳散寒，调理气血。若阳气亢盛者，可用桂枝加龙牡汤。

阳虚饮停水泛，筋脉失养，可选用治疗“身瞤动、振振欲擗地”的真武汤，合桂枝加龙骨牡蛎汤温阳和营，平肝熄风。本证若舌淡、脉无力，真阴不足、命门大虚，需要峻补，可合用地黄饮子，并重用黄芪，转筋、脉紧者合麻黄附子细辛汤。临证苔黄者可少佐黄柏。

第五章 头　痛

头痛是指头部疼痛的一种病证。本病有外感、内伤之分。外感主要为感受风寒、风热、风湿；内伤多由风、火、痰、瘀所致，与肝、脾、肾关系最为密切。

头痛首见于《黄帝内经》，《素问·奇病论》指出："犯大寒，内至骨髓。髓者以脑为主，脑逆故令头痛。"《素问·五脏生成篇》云："头痛巅疾，下虚上实，过在足少阴、巨阳，甚则入肾。"张仲景论述了六经头痛，因证处方，如麻黄汤、小柴胡汤、承气汤、吴茱萸汤、四逆汤等，为后世治疗提供了依据。

案1　刘渡舟葛根汤案

李某，男，38岁，住北京朝阳区。

患顽固性偏头痛两年，久治不愈。经友人介绍，延请刘老诊治。主诉：右侧头痛，常连及前额及眉棱骨。伴无汗恶寒，鼻流清涕，心烦，面赤，头目眩晕，睡眠不佳。诊察之时，见患者颈项转动不利，问之，乃答曰：颈项及背后常有拘急感，头痛甚时拘紧更重。舌淡苔白，脉浮略数，遂辨为寒邪客于太阳经脉，经气不利之候。治当发汗祛邪，通太阳之气，为疏葛根汤。麻黄4g，葛根18g，桂枝12g，白芍12g，炙甘草6g，生姜12g，大枣12枚。麻黄、葛根两药先煎，去上沫，服药后覆取微汗，避风寒。3剂药后，脊背有热感，继而身有小汗出，头痛、项急随之而减。原方再服，至15剂，头痛，项急诸症皆愈。

[原按]

本案为风寒客于太阳经输，津液不得濡润，经脉气血不利所致。其辨证要点是头痛伴有无汗恶寒，项背拘急与脉浮等症，故以葛根汤散寒通经。本方用桂枝汤加麻黄以发汗散邪，又不致使汗出太过而伤津液；加葛根并且重用至16g，在于本品既能发散太阳经邪，又能疏通经络，并能启动津液以濡润经脉。服用本方可使寒邪散，经脉通，津液升，荣卫和则头痛、项强诸症自愈。服用本方之后，常有脊背先见发热，继而全身汗出，这是药力先作用于经输而使经气疏通，邪气外出的反映，为疾病向愈之佳兆。

摘自：陈明．刘渡舟临证验案精选［M］．北京：学苑出版社，1996：134.

案2　樊伯贤白虎汤案

蓝某，女，36岁。

初诊：1976年9月10日。主诉：前天在田间工作，烈日当头，中午用冷水洗头拭面，下午3时突然头痛如劈，双眼如冒火，以额前眉心鼻为剧，不能抬头，但无发热。诊查：面色红赤，痛苦病容，双手抱头，舌滑腻苔垢，脉象弦缓滑大。辨证：暑热为风湿所遏的阳明经脉头痛。治法：泻热驱风散湿。处方：生石膏45g，知母12g，甘草6g，陈仓米30g，藁本12g，白芷10g，苦丁茶15g，川芎6g，莲房15g。3剂。每天1剂，复煎再服。

二诊：上方药服1剂，头痛即大减轻，3剂3天服完，头痛若失。

[原按]

阳明头痛，早见《兰室秘藏》记载是发热头痛，又见于《冷庐医话》头痛条谓："痛在额前，连及目珠，是阳明经脉头痛。"本例为阳明经脉循经之处，虽不发热，仍选用白虎汤以泄之，加芎、芷、藁等以驱风止痛及引经，再加莲房、苦丁茶清窍消暑，故亦取效。

摘自：董建华，王永炎．中国现代名中医医案精华（五）·樊伯贤［M］．北京：北京出版社，1990：414.

案3 赵明锐大承气汤案

吕某，女，五十余岁。

患头痛十多年，间作间止，经断续治疗未愈。因该患形体较消瘦，前医多以虚证论之，偏以补气、补血，或气血双补之法，虽经医众多，但十数年来未见显效，据诉，头痛多发生在盛夏，或受热、着风、情绪不佳而引起。出诊时正在发病，正额头痛如劈，痛苦万状。面部自觉灼热，汗出，口干，舌燥，渴而能饮，大便三四日未解，小便短赤，脉实大，舌质赤老苔，有芒刺。证属阳明实热，腑气不通，上冲头部。服大承气汤1剂，解下燥粪少许，头痛稍有好转，舌脉如前。考虑药轻病重，未能彻底攻下。再投原方，服后次日泄下燥粪甚多，恶臭异常，其中并夹杂有紫血块，头痛及诸症十去八九，续服增液承气汤而愈。随访2年未复发。

［原按］

实热头痛的主要发病因素，是由于实热之邪，结于肠胃，邪热上冲于头部所引起的，这种类型的头痛，其症状的特点是：痛时面赤，灼热，并伴有大便干燥，口干舌燥，脉实。与大承气汤泻下胃肠中实热之邪，头痛即愈。本方为峻烈之泻下剂，临床运用颇为广泛。不仅限于阳明腑实，凡是由实热之邪导致的诸如腹满而喘、潮热、谵语、日晡发热等等，总之是脉实、证实者均有效。至于稍有虚象者，也不可惧其伤正而弃之不用。如遇到身体虚羸、神倦懒言而脉未至太虚弱者，如有大承气汤之可下之证，也可用之。古人云“有故无殒，亦无殒也”，也未尝不包括此理在内。

摘自：赵明锐．经方发挥［M］．太原：山西人民出版社，1982：100.

案4　聂惠民桃核承气汤案

童某，女，21岁，学生。

头痛半年，病始于体育课中，活动不慎，跌跤之后，当时没有昏迷等特殊情况，随后渐生头痛。痛甚难忍，严重影响学习，睡眠不佳，易发急躁，月经不调，血量少而夹血块，少腹胀痛，饮食不佳，肢体乏力，多方治疗，均未显效。诊时脉沉涩，舌质略暗，无苔，证属瘀血阻闭，上扰清窍而致。治以活血化瘀，通络止痛。宗桃核承气汤加元胡、白芷治之。服药3剂。疼痛锐减，继以大黄蛰虫丸调治而愈。

摘自：聂惠民．聂氏伤寒学［M］．北京：学苑出版社，2005：126.

案5　陈粹吾当归芍药散案

徐某，男，49岁，干部。

后脑空痛已二十余年，近半月来疼痛加剧，腰脊酸楚，尻骶气坠，口干欲饮，而溺多清长，经常失眠，食少腹胀。脉弦而虚，舌淡红、苔薄。此肝、肾、脾三经俱虚，延及督脉为病，当以通补奇经为主。处方：鹿角胶（炖化）9g，甘枸杞9g，全当归9g，杭白芍9g，小红参6g，补骨脂9g，独活3g，生白术9g，佛手片9g，川芎5g，炒荆芥穗6g，天花粉9g。上方连服6剂后，头痛诸症已减，仅夜寐欠安。嘱照方长期服用，隔日煎服1剂。另加养血归脾丸，每日早晚各服9g。

［原按］

此案中年以后，下元先损，髓海不充。方用鹿角胶通督脉、补命门、填精生血而益元阳；又宗张景岳“善补阳者，必于阴中求阳，则阳得阴助而生化无穷”之旨，伍以杞子、归、芍滋阴补血，以求阴阳互济之妙。辅以参、术、枳壳、佛手益气健脾、和胃消痞；天花粉生津止渴；独活、荆芥、川芎祛风止痛。

摘自：黄兆强．名老中医陈粹吾治头痛医案举隅［J］．北京中医，1997，(5)：5.

案6　万友生芍药甘草汤案

刘某，男性，57岁。

1991年7月25日初诊，患偏左头痛2年，初则1年发2次，今年每月发1次，此次已发半月，头痛连目，目珠欲脱，泪多，恶闻响声，闻声则头痛欲裂，一般为昏痛，偶有刺痛，伴恶心，失眠，口渴喜冷饮，饮食二便正常，舌红瘦薄，脉细弦略数。投以自制芍甘芎芷汤合杞菊地黄汤加减：赤白芍各30g，生甘草15g，川芎15g，白芷30g，枸杞子15g，菊花15g，熟地30g，山萸肉10g，山药30g，云苓15g，制首乌30g，桑椹子30g，夜交藤30g，合欢皮30g。

8月29日二诊：服上方至今，头痛迄今未发作，寐安。近日小便急胀不适，守上方去夜交藤、合欢皮，加木通10g，泽泻10g再进。

10月10日三诊：服上方至今，仅9月6日发作头痛1次，持续仅半天（过去需1周），程度比以前减轻，不发时左头目有昏胀感。小便已不急胀，仍口渴喜冷饮，舌深红苔薄白，脉已不弦，但仍细而略数。守上初诊方改生甘草为炙甘草，加泽泻10g，丹皮5g再进。12月30日患者同乡因病前来就诊时面告，患者自服上方至今，头痛未发作，病已痊愈。

［原按］

偏头痛又名偏头风，是以肝风致病得名，故临床医生大多从肝风辨证论治。但肝风有阴阳之辨，不可混淆。本证多属风阳恣肆，气郁血瘀所致，法当柔肝熄风，解郁化瘀。我所制芍甘芎芷汤方，即以芍药甘草汤柔肝熄风为主，佐以川芎、白芷解郁化瘀，用治本证，随证加味，每获良效。

摘自：万友生．中国百年百名中医临床家丛书［M］．北京：中国中医药出版社，2003：127.

案7　李克绍当归四逆汤案

姜某，中年男性。

1966年初夏到省中医院门诊。主诉：头目不适，似痛非痛，有如蒙覆，毫不清爽，已近1年，自带病历一厚本，像菊花、天麻、钩藤、黄芩、决明子、荆芥、防风、羌活、独活等清热散风之品，几乎用遍，俱无效果。诊时见其舌红苔少，考虑是血虚头痛，给予四物汤加蔓荆子，3剂。患者复诊时自诉服上方1剂后，曾感觉头目一阵清爽，但转瞬即逝，继服后2剂，竟连一瞬间的效果也没有了。仔细观察，发现时近仲夏，患者双手却较一般人为凉；再仔细观察脉象，有细象。因予当归四逆汤原方3剂。三诊，诸症消失。为了巩固疗效，又给予3剂。

［原按］

本患者舌红少苔，脉细肢冷，属于当归四逆汤证，《伤寒论》中虽未明言本方能治疗头痛，但因病理机制相同，故能药到病除。四物汤加蔓荆子，也有养血与辛散作用，但为什么初服时有瞬间之效，而连续服则连瞬间之效都没有了呢？考虑四物虽能养血，但连服滞腻性增加，蔓荆子之辛散，远不能胜过白芍、熟地黄之滞腻，补血虽有余，通阳则不足，故改用当归四逆汤，取得满意疗效。

摘自：李克绍，李树沛，姜建国．李克绍医学文集［J］．济南：山东科学技术出版社，2006：794.

案8　印会河吴茱萸汤案

王某，女，30岁。

平素抑郁寡言，患头痛5年，每隔6天必发1次，重在巅顶，痛甚则呕吐痰涎，肢冷脉伏，经诊得舌淡苔白，恶风寒以头部为甚，当诊为阴寒在头，又因巅顶为肝经所主，故考虑本病系寒蕴肝经引起，其每隔6天痛1次者，盖伤寒家以六日为一候也。乃取吴茱萸汤大剂投之。方用：吴茱萸15g，党参15g，生姜30g，大枣10枚，服5剂，未至病发期，续5剂，病又未发作，乃令停药观察，后二三年竟未复发。

[原按]

巅顶头痛是厥阴头痛的特点之一，多由厥阴肝经疾病引起。阴寒之气，沿肝的经脉上至额顶，故巅顶痛。肝寒影响及胃，则胃中水饮不化，逆上则发为呕吐痰涎。本方用吴茱萸、生姜，温肝和胃；党参、甘草、大枣，补脾以和肝胃；白芍平肝舒挛，以除头痛。

摘自：印会河．中医内科新论［M］．北京：化学工业出版社，2010：322.

案9 权依经乌梅丸案

莫某，男，48岁。河南省人，干部。

1978年10月16日初诊。患者半年来自感头顶疼痛，伴视物模糊，劳累后加重，手足心发热，烦躁易怒。有慢性肝炎史。近月来肝功已转正常。舌质暗，苔薄白，脉弦细。处方：乌梅15枚，黄柏3g，黄连8g，干姜4.5g，党参3g，桂枝3g，川椒2g，细辛3g，附子3g，当归2g。水煎分两次服，3剂。

二诊：患者服上药后，自感头痛减轻，但视物模糊。舌质暗，苔薄白，脉弦细。仍用上方，再服3剂。

三诊：患者服上药后，巅顶已不疼痛，视力也大为好转，自感头脑较前清爽。继用上方再服3剂，以善其后。

[原按]

厥阴之脉达巅顶，今肝阴不足，阴血不能荣于上，故头痛、视物不清。《金匮要略》云："夫肝之病，补用酸，助用焦苦，益用甘味之药调之。"乌梅丸正符此意，它并非单纯驱虫之剂，而是厥阴经之总方。故用本方补肝之体，则诸症自除。

摘自：权依经．古方新用［M］．北京：人民军医出版社，2011：30.

案10 刘炳凡金匮肾气丸案

廖某某，男，43岁。安乡县安全乡干部。

病名：气厥头痛。病因：性情易激动，患偏头痛，视力模糊，病甚则昏倒不省人事，反复发作已3年多。诊疗经过：经株洲某职工医院检查认为：①"血管性头痛"；②"脑瘤？"，住院期间仍未能控制剧痛和休克。症候：患者面色黧黑，左侧偏头痛牵及后脑，并头晕，恶心泛涎，眼花，甚则突然晕倒，历时20~30分钟，针刺涌泉穴，大叫一声苏醒。烦躁失眠，下肢冷。诊其脉弦细，两尺脉弱。查其舌质淡红，苔薄而润。诊断：此肾虚厥气上行，故头痛不可忍，《本事方》谓之"肾厥"。据脉症分析，属上盛下虚而中气无权。治法：当上病下取，"据其窟宅而招之"。方药：熟地15g，淮山药20g，山茱萸12g，茯苓10g，丹皮10g，泽泻10g，白芍12g，附子6g，牛膝10g，砂仁4g。复诊：服前方10剂，痛减发稀，未再出现休克，下肢已温，仍头晕目眩，睡眠差。药已奏效，拟原方附子减半，去丹皮、泽泻，加女贞子25g，旱莲草12g。效果：进药30剂，愈后年余未再复发。

[原按]

"头痛巅疾，下虚上实，过在足少阴、巨阳，甚则入肾。"本例病的实质属肾虚厥气上逆，用肾气丸"据其窟宅而招之"，还在于复合三五七散

“淮山药、山茱萸、附子”，其中重用淮山药健脾、山茱萸敛肾以巩固“主蛰、封藏之本。”

摘自：刘光宪．刘炳凡医论医案［M］．北京：科学出版社，2012：412.

编者按：三五七散（《世医得效方》）：人参、附子、细辛、甘草、干姜、山茱萸、防风、山药等组成，主治阳虚头痛。

结　语

风寒暑湿之邪、气血瘀郁及内脏虚损均可引起头痛之证。临床可根据头痛特点，分六经辨证，选用经方。

太阳头痛，风寒客于太阳经输，津液不得濡润，经脉气血不利而致头痛，头痛伴有无汗恶寒，项背拘急，脉浮紧，宜葛根汤散寒通经。病轻者宜桂枝加葛根汤加减。

阳明头痛，外感风热，侵入阳明经络，或邪热上行于头，则头痛甚，发热口渴，苔黄腻，脉滑数，宜白虎汤。本方中石膏用量要大。阴虚者加玄参、生地，风热加羌活、藁本、川芎、白芷。便秘重者加大黄，或据证轻重选择承气汤。

少阳头痛，邪入少阳，症见寒热往来，口苦咽干，头痛目眩，以颞部为显，治宜和解少阳，通络止痛，宜小柴胡汤。

属于瘀血头痛，常伴有外伤病史，宜桃核承气汤，加当归、川芎、赤芍、元胡、白芷等。

脾不健运，肝血不足，肝阳化风，上扰清空而致头痛，治宜养肝血，健脾土，熄肝风。方用当归芍药散。陈粹吾加减法包括：肝风加生地、丹皮、牛膝、玳瑁、桑叶、菊花以平肝泄热，引血下行；独活、荆芥、菊花、白芷祛风止痛。肾虚延及督脉，用鹿角胶、枸杞子。

偏头痛，肝风致病者，当柔肝熄风，宜芍药甘草汤。

厥阴头痛以巅顶为特点，多由厥阴肝寒所致，肝寒影响及胃阳不足，故发为呕吐痰涎。脉细弱，舌质淡，苔薄白而润。宜吴茱萸汤。加白芍平肝舒挛。若属于血虚寒凝头痛，脉细肢冷者，宜当归四逆汤。若寒热错杂，巅顶疼痛，烦躁易怒，脉弦细，宜乌梅丸。

肾虚厥气上逆头痛，症见下肢冷，脉弦细，尺弱。宜肾气丸，刘炳凡主张重用淮山药健脾、山茱萸敛肾以敛固。

第六章 眩　　晕

眩晕是指眼前发花，视物模糊，感觉自身或外界事物旋转，站立不稳的一种病证。本病与肝密切相关，发病因素涉及风、火、痰、虚等。早在《黄帝内经》就系统论述了眩晕，如《素问·至真要大论》云："诸风掉眩，皆属于肝。"张仲景在《伤寒论》和《金匮要略》中，称眩晕为"巅眩"、"眩"、"冒"等。其治疗方剂包括，治水气眩晕之苓桂术甘汤、五苓散、真武汤、泽泻汤、小半夏加茯苓汤等，治少阳火郁眩晕之小柴胡汤，治阴阳不和眩晕的桂枝加龙骨牡蛎汤等，至今是临床常用治方。

案1　邢锡波小柴胡汤案

雷氏妇，年逾三旬。

初感寒邪，置之不理，仍继续坚持工作，迁延数日，身现寒热往来，胸胁胀满。头眩，心烦，食少，作呕，脉象弦细而数，舌腻无苔。而以上之症状中，头眩较为严重，眩时不但不能起立，即闭目静卧，亦觉天旋地转，此系邪入少阳，郁热上冲之象，遂以小柴胡汤加减与之。处方：嫩柴胡6g，条子芩15g，清半夏10g，野党参6g，广郁金6g，瓜蒌仁12g，青蒿15g，生姜6g，甘草3g。服药后，身热，汗出而寒热稍减，头眩见轻。不但闭目不眩，而慢慢亦能起立。再服时减去黄芩6g，郁金5g，连进2剂，胁满消失，心不烦而食欲展，后以扶正和胃、清热宣邪之剂调理而愈。

摘自：邢锡波．邢锡波伤寒论临床实验录［M］．北京：人民军医出版社，2012：127.

案2　龚志贤乌梅丸案

张某，男，46岁，干部。

1964年3月来诊。患者苦于眩晕多年，反复发作。病常突然而发，头晕目眩，视物旋转，平卧床上亦觉身体荡漾，如坐舟于风浪之中，紧握床缘始觉有靠，坐立则眩晕更剧，可致跌仆，恶心呕吐，耳如蝉鸣，烦躁失眠，喜暗畏光，恶闻声响，口干口苦，畏寒怯冷，大便稀溏，舌尖红苔白滑，脉象寸关弦尺弱。辨为上热下寒，肝风上扰之眩晕。治以温阳泻火，养血平肝之乌梅丸。处方：乌梅9g，细辛3g，黄连6g，炒川椒3g，当归9g，桂枝6g，干姜6g，党参12g，制附子12g（先煎1小时），黄芩10g。服1剂病减，2剂痊愈。当年又复发3次，皆用上方即控制，后竟未发。

［原按］

本例眩晕，病久经年，尺候不足，耳如蝉鸣，显属下阴亏虚；头目眩晕，如坐舟车，寸关脉弦，乃肝风上扰也；畏寒怯冷，大便溏薄，为脾肾阳虚之症；烦躁失眠，恶光好静，乃热扰心肝之兆，一言以蔽之，总属阴阳错杂之证。遵《内经》“诸风掉眩，皆属于肝”，借用厥阴篇之主方乌梅丸而获痊愈，此系多年实践的临床经验。

摘自：龚志贤．龚志贤临床经验集［M］．北京：人民卫生出版社，2012：127.

案3　赖良蒲芍药甘草汤案

李某某，男，32岁，萍乡人。

1933年初夏，头晕、眼花，如山崩地震，摇撼不定。两足转筋、挛痛、脉象弦软、舌苔薄净。肝为藏血之脏，主风木而养筋脉。血虚肝燥，风火相煽，血不上荣，故头晕目眩；血不养筋，故转筋挛痛。议用滋血养营，平肝熄风之法。处方：当归三钱，白芍五钱，天麻三钱，生地黄四钱，木瓜三钱，甘菊花三钱，川芎钱半，潞党参三钱，甘草钱半。水煎服。每日1剂，连服8剂，痊愈。

［原按］

《伤寒论》中有“脚挛急，作芍药甘草汤与之，其脚即伸”之法。经云：“肝苦急，急食甘以缓之，以酸泻之。”芍药甘草汤，酸甘化阴，不仅缓肝之急，亦可泻肝之用。再组合其他养血柔筋，平肝熄风之品，则其效益彰。

摘自：赖良蒲．蒲园医案［M］．南昌：江西人民出版社，1965：70-71.

案4　姜春华桂枝加龙骨牡蛎汤案

秦某，男，35岁。

初诊：面色苍白无华，眩晕，失眠健忘，头痛，遗精早泄，乏力，纳差。舌质淡红，苔薄白，脉虚。治宜强阳摄阴。处方：桂枝6g，白芍药6g，炙甘草6g，生姜6g，大枣7枚，龙骨15g，牡蛎30g。7剂。

二诊：药后眩晕好转，但仍有失眠。本周服药期间未发现梦遗。上方加附子6g，五味子4.5g。又进7剂，诸症痊愈。

摘自：姜春华．内科名家姜春华学术经验集［M］．上海：上海中医药大学出版社，2003：97.

案5　施治全黄芪桂枝五物汤案

叶某，女，46岁。

初诊：1988年5月4日。主诉：1周前清晨起床时，突然晕眩欲倒，不能起坐。经五官科检查，排除梅尼埃病、高血压。发病时正值月经期第二天。此次月经先期而至，量少，无块，色淡黑，现已经净。食少，口干，无寒热，大便略干，每天能解。诊查：舌质暗红，苔白润，脉沉细。辨证：气虚则血不能上奉于脑而作眩晕。治法：补气升阳。处方：炙黄芪20g，桂枝10g，生白芍15g，大枣15g，生姜10g，薤白10g，茯苓15g，陈皮10g，炙甘草5g。3剂。

二诊：服上方药3剂后，眩晕减，已能下床，但活动时仍感微晕。食纳稍增，心烦，喜温饮，大便3日未解，小便略黄。脉细弱，舌同上。上方加淡苁蓉15g。3剂。

三诊：服完上方药3剂后，眩晕消失，二便畅，心烦止，食纳增。以后在原方基础上随症加减，共服药15剂，痊愈。

摘自：董建华，王永炎．中国现代名中医医案精华（五）·施治全［M］．北京：北京出版社，1990：534.

案6　颜正华小半夏汤案

黄某，男，39岁，职员。

5年来时发眩晕。平日腰酸，眠差多梦，左耳鸣如蝉叫，听力减退。近日发病，头目眩晕，恶心，呕吐痰水，不能进食，脉弱细滑，苔薄腻水滑。证属肝肾阴虚，肝阳夹痰，胃失和降。急则治其标，先拟化痰平肝降逆和胃。药用法半夏12g，生姜10g，茯苓30g，陈皮10g，天麻10g，白菊花10g，刺蒺藜12g，生白术6g，枳壳10g。5剂，每日1剂水煎服。忌食辛辣、油腻及吸烟。

二诊，药尽5剂，眩晕，呕吐止，渐能进食，唯腰酸耳鸣如前，脉弱细，苔白微腻。缓则治其本，更以补肾平肝潜阳之法。药用熟地黄12g，山药10g，山萸肉10g，茯苓15g，泽泻10g，丹皮6g，磁石30g（打碎，后下），柴胡5g，白芍12g，五味子10g（打碎），石菖蒲6g。6剂，每日1

剂水煎服。

三诊，上方服完后药效平平，唯耳鸣稍减。治宗原法，上方加白菊花10g，沙苑子10g，刺蒺藜10g，再进10剂。先将10剂药各煎3次去渣，浓缩加蜂蜜半斤（250g）收膏贮瓶，每日早晚各服1匙，温开水冲服。3个月后来告，体质增强，眩晕未发，并嘱再以原方取10剂，如前熬膏服用，以善其后。

［原按］

眩晕一证，或因于肝肾亏虚，或因于肝阳化火，或因于痰浊内阻，或数因相兼。此患者平素肝肾亏虚，故见腰酸，耳鸣，眠差多梦等；阴虚肝阳上亢，故时发眩晕。本次发病除见眩晕外又见呕吐痰水，不能进食，当属痰浊内阻，胃失和降所致。患者既然本虚标实，治当补虚固本与镇潜化痰并施。然补虚固本必用甘滋之味，甘滋之味又必滞湿生痰腻膈，不利于痰浊的祛除与胃气的和降。况患者呕恶拒食，症情急迫，鉴此，颜老初诊以化痰平肝降逆为治，投小半夏场合半夏白术天麻汤之剂。服5剂后，不但眩晕呕吐止，而且能进食，说明药已中病，胃气已复和降。复诊投以耳聋左慈丸加味，意在固本。但因患者病久，固本不能急于求成，宜守方缓图，故三诊尽管药效平平，颜老仍不改法更方，再以复诊原方加白菊花、沙苑子、刺蒺藜等，熬膏进补，终收全功。

摘自：常章富．颜正华临证验案精选［M］．北京：学苑出版社，1996：90.

案7　胡希恕甘草干姜汤案

宋某，男性，35岁。

1968年3月24日初诊。头晕、呕逆、吐涎沫一个月余，伴嗳气，右偏头疼，口干不思饮，大便溏，苔白滑，脉沉弦细，右寸浮。证为胃虚寒，饮邪上犯。治应温中化饮，与甘草干姜汤加味。炙甘草18g，干姜

10g，陈皮 30g，半夏 15g。结果：上药服 3 剂，诸症均已。

摘自：胡希恕．经方传真［M］．北京：中国中医药出版社，1994：167.

案 8　黄文东旋覆代赭汤案

李某某，女性，20 岁。

1974 年 12 月 13 日初诊，头晕耳鸣，房屋旋转，胸闷泛恶，时作时止。喉间痰多。病历数月，前医迭进平肝潜阳之剂，病情未减。脉细数，苔白腻。肝阳挟痰，上扰清窍。治拟平肝和胃，化痰降逆。珍珠母一两，穞豆衣三钱，菊花三钱，白芍三钱，姜竹茹三钱，茯苓三钱，青陈皮各三钱，白蒺藜三钱，旋覆花三钱（包煎），代赭石一两，生姜三片，佛手三钱。6 剂。

12 月 20 日二诊，前进平肝和胃，化痰降逆之剂，咯痰增多，呕吐已瘥，眩晕亦减，惟二颞跳痛。苔、脉如前。痰浊渐化，肝阳未平。再宗前意。原方去姜竹茹。6 剂。

12 月 27 日三诊，眩晕渐平，胸闷亦减，但觉倦怠嗜睡。脉细软，苔薄白。在肝阳痰浊扰动之后，脾胃未健，精神未复，前法加入健脾和胃之品。旋覆花三钱（包煎），青陈皮各三钱，白术三钱，茯苓三钱，佛手三钱，白蒺藜三钱，珍珠母一两，白芍三钱，菊花三钱。7 剂。

［原按］

眩晕之由，不外风、火、痰、虚，而以风阳上扰及气血亏虚者最为多见。本例头晕耳鸣甚剧，喉间痰多，苔白腻，脉细数，可见患者平素肝阳易升，痰浊留恋。一旦肝阳挟痰浊上扰清窍，则头晕目花等症发作。前进平肝潜阳之剂，未能见效，因此在前法中加入旋覆代赭汤以化痰降逆，效果较佳。黄医师认为，在治疗此类眩晕时，如遇脾胃运化不健，在治疗时应注意照顾脾胃。尤其对于病程已久，病情较重者，所以能奏良效，关键亦在于此。

摘自：上海中医学院附属龙华医院．黄文东医案［M］．上海：上海科学技术出版社，2008：90.

案9　门纯德吴茱萸汤案

李某之母，52岁。

患内耳眩晕症数年之久。眩晕、耳鸣时常发作。近日由于多食瓜果，其症加重。症见：面色萎黄，精神不振，坐卧不适。自云：天旋地转，食则呕吐，反复发作，欲坐不能，欲卧不适，其病难耐。诊其脉象细小无力。治以吴茱萸汤加半夏9g，令服2剂。服后眩晕轻，呕吐止，已能食。又以原方加泽泻15g，白术9g。3剂。嘱其隔日服1剂。服后诸症消失，已能工作。后此症每发，以此方服之则效。

［原按］

头目眩晕，临证常多以中气虚弱，清阳不升、浊阴上犯所见。故以吴茱萸汤温中补虚、升阳降逆，治之有效。

摘自：门纯德．名方广用［M］．重庆：科学技术文献出版社重庆分社，1990：45.

案10　程门雪苓桂术甘汤案

贺某，男，成年。

头眩，胸闷不舒，肢末欠温。苔白，脉濡小。中阳不布，湿浊凝聚。姑以苓桂术甘合半夏白术天麻法出入。生白术一钱半，制半夏一钱半，煨天麻八分，茯苓神各三钱，炙远志一钱，橘红一钱，广郁金一钱半，桂枝二分，炒大白芍一钱，佩兰梗一钱半，佛手花一钱，荷叶边一圈。

［原按］

此例以苓桂术甘汤、二陈汤合半夏白术天麻汤化湿浊（痰饮）为主，通阳、平肝为佐。胸闷苔白，为湿浊中阻而清阳不升；肢冷少温为阳不四布；脉形濡小而非弦数，眩晕不属肝经风阳上扰，而为痰阻清阳不升，辨证简要可取。虽然如此，《内经》云："诸风掉眩，皆属于肝。"故仍佐天麻以平肝，荷叶边升清降浊。

摘自：上海中医学院．程门雪医案［M］．上海：上海科学技术出版社，2008：105-106.

案 11　祝谌予苓桂术甘汤案

刘某，男性，46 岁，记者，门诊病历。

1991 年 12 月 9 日初诊。主诉：发作性眩晕 10 余年，加重 1 年。患者自 1976 年始出现发作性眩晕，数月一发，伴恶心、呕吐、视物旋转，不能站立，每次必持续数日。1978 年某夜突然眩晕剧烈，两眼发黑，周身冷汗，气短不续，经某医院确诊为梅尼埃病，服眩晕停等镇静药治疗，但仍有间断发作。平素体形肥胖，头晕而重，颈部不适。近 1 月来眩晕发作颇繁，每次均呕恶不能进食，并因眩晕倒地两次。服镇静与抗晕动西药不能缓解而来就诊。现症：面白体胖，头重而昏，后颈不适。每发眩晕必恶心欲吐，甚至呕逆，胸膈满闷，耳鸣如潮，口淡不渴，小便清长。舌淡胖、苔白，脉细滑。辨证立法：痰饮中阻，上犯清阳。治宜温阳化饮，和胃降逆。方用苓桂术甘汤合泽泻汤加味。处方：茯苓 30g，桂枝 10g，白术 15g，炙甘草 6g，清半夏 10g，泽泻 10g，川芎 10g，菊花 10g。每日 1 剂，水煎服。

治疗经过：服药 14 剂。眩晕未作，仍头重项强，口苦耳鸣，舌淡胖，脉弦滑。守方加葛根 10g，羌活 10g，五味子 10g，再服 14 剂，诸症基本控制。间断用上方加减治疗半年余，眩晕一直未发，自觉头脑清晰，精力充沛，舌淡红，脉弦细。1992 年 7 月复诊时拟配药丸巩固疗效。处方：枸杞子 30g，菊花 30g，生熟地各 30g，山萸肉 30g，怀山药 30g，丹皮 30g，茯苓 50g，泽泻 30g，川断 50g，桑寄生 60g，葛根 50g，菖蒲 30g，白术 30g，连翘 30g，板蓝根 50g，诸药共研细末，炼蜜为丸，每丸重 10g，每服 1 丸，每日 3 次。1993 年 3 月随诊，未再反复，病情告愈。

[原按]

眩晕伴恶心呕吐剧烈者，祝师谓之“胃眩”，即丹溪所云“无痰不生眩”。此证多因脾胃素虚，中阳不运，饮食肥甘而致痰湿中阻、上遏清阳而成。治疗常用苓桂术甘汤合小半夏加茯苓汤、泽泻汤以温运中阳而化饮，和胃降逆而止呕，中阳振奋、痰饮蠲除则眩晕不复发作。本案善后巩固用杞菊地黄丸加味，系因年近 50，肝肾已虚。且肾主水液，为阴阳之根，补先天可养后天，可杜痰饮之根。

摘自：董振华，等. 祝谌予临证验案精选［M］. 北京：学苑出版社，1996：89.

案 12　焦树德泽泻汤案

患者，周某某，女，67 岁。

初诊：1993 年 3 月 2 日。主诉：头晕 1 周余。现病史：患者于 1 周以前始头晕而沉，昏而不爽，心悸阵阵，腰膝酸软，乏力明显，双足如踏棉絮，洗澡后周身痒，纳谷欠馨，口黏不爽，今来门诊请焦老诊治。既往史：高血压病史 3 年，平素血压 21.3~24/12.7~14.7kPa（160~180/95~110mmHg）。否认肝炎、结核病史，否认药物过敏史。个人史：初次月经 16 岁，5~7 天/23~28 天，50 岁，孕 2 胎，足月顺产 1 子 1 女，均体健。查体：舌苔白，脉滑。诊断：中医：眩晕；西医：眩晕原因待查。辨证：脾虚痰盛，痰浊上扰清空，发为眩晕。治法：化痰，健脾，利湿，佐以平肝。处方：泽泻 30g，炒白术 6g，桑寄生 30g，山萸肉 10g，生地 20g，茯苓 18g，生石决明 30g（先下），酒大黄 5g，生白芍 10g，炒黄芩 10g，制香附 10g，菊花 10g，钩藤 30g（后下）。7 剂，水煎服。

二诊：1993 年 3 月 12 日，服上药后，头晕减轻，然大便日行 2~3 次，双足仍似踏棉絮，脉弦滑，苔白厚，微黄，症情减轻，守方加减。处方：1993 年 3 月 2 日方，加苍术 10g、陈皮 12g，改茯苓 20g，改大黄 3g。7 剂，水煎服。

追访：1993 年 11 月 9 日，服上药后，头晕已愈，大便日行 1 次，成形便，双膝行走有力如常。

[原按]

焦树德老师治疗胃内停饮，脾虚湿盛之眩晕，擅用“泽泻汤”加味，他认为泽泻汤从字义来讲，“泽”有润泽之意，“泻”有泻浊之意，本药能泻肾脾之湿浊而将精微润泽于身，而白术乃健脾燥湿之品，脾健湿去则痰湿焉从何生？眩晕之证必除。

摘自：闫小萍．焦树德临证百案按［M］．北京：北京科学技术出版社，2006：51.

案 13　李斯炽五苓散案

王某某，男，58 岁，工人。

1974 年 7 月 4 日初诊，病员突于最近头晕眼花，不思饮食，口中干燥，但饮水即吐，小便不利，曾经西医检查确诊为梅尼埃病。诊得脉象濡软无力，舌质淡，上有白腻苔。见病员形体消瘦，少气懒言，结合舌淡脉软，知其素秉阳气不足。时当盛夏，暑邪更伤元气，以致中阳不振，脾神困顿，使水谷难以运化。水饮停滞中焦，脾胃升降失调，故出现不思饮食、饮水即吐等症。《素问·灵兰秘典论》曰：“膀胱者，州都之官，津液藏焉，气化则能出矣。”今阳气不振，气化失司，不但使小便不利，且使津液不能上承而发生口干现象。《金匮要略》曰：“假令瘦人，脐下有悸，吐涎沫而颠眩者，此水也。”故知其头晕眼花为水饮上逆所致。再从脉濡舌腻观察，其为水湿内停更无疑矣。《伤寒论》曰：“渴欲饮水，水入则吐者，名曰水逆，五苓散主之。”故以五苓散通阳化气行水为主，加入藿香芳香醒脾以止吐，再加厚朴以降逆，甘草以和中。处方如下：桂枝9g，白术9g，茯苓9g，猪苓9g，泽泻9g，厚朴9g，藿香9g，甘草3g。2剂。

7月6日二诊，病员服上方2剂后，诸症均减，小便通利。在晨起时，有如戴帽感觉，饮食尚未完全恢复，手足乏力，脉象软弱，舌上白腻。此虽有阳行水化之势，但正气颇显不足，清阳不能充分达于巅顶，故晨起时有如戴帽感觉。清阳不能实于四肢，故手足乏力。仍应以通阳行水之法，加入补气和胃之品，于前方中加党参、神曲。处方如下：桂枝9g，白术9g，茯苓9g，猪苓9g，泽泻9g，厚朴9g，藿香9g，党参9g，神曲9g，甘草3g。病员服上方2剂后，即完全康复。随访至1976年1月，均未见复发。

摘自：李克淦．李斯炽医案．第二辑［M］．成都：四川科学技术出版社，1983：46.

案14　张伯臾真武汤、泽泻汤案

史某，男，71岁。

1976年5月8日初诊。有眩晕史十余年，经常发作，甚则晕厥。昨起头晕又剧发，天倾地旋，立则欲仆地，胸闷呕恶，脉小滑，苔白滑，口干不欲饮。脾虚湿阻，痰聚中焦挟风上泛则眩，拟温阳健脾祛痰熄风。熟附子9g（先煎），生白术9g，制半夏9g，明天麻4.5g，钩藤12g（后下），白芍9g，炒川芎6g，茯苓9g，陈皮6g，生姜3g。2剂。

1976年5月10日二诊，头晕已减，呕吐亦止，形寒纳少，四肢欠温，口干不欲饮，脉小弦，苔滑。阳虚之体，痰饮中阻，上逆则眩，再守前法续进。熟附子9g（先煎），炒党参9g，福泽泻15g，明天麻4.5g，制半夏9g，江枳实12g，生白术9g，云茯苓15g，炒川芎6g。7剂。

［原按］

张仲景的真武汤和泽泻汤皆能治痰饮眩晕。张老于临床中对兼阳虚呕吐者用真武汤；不吐者用泽泻汤，若兼阳虚畏寒者加附子，以增其温化水饮之力。

摘自：严世芸．张伯臾医案［M］．上海：上海科技技术出版社，2003：157.

结 语

眩晕不外风、火、痰、虚，临床可因证选用经方治疗。

少阳郁热，循经上犯而见眩晕，易怒心烦，两胁作胀，脉弦数，宜小柴胡汤。若痰饮重者，纳差，脘腹胀满，呕吐黄水，宜合苓桂术甘汤以消痰饮之眩晕。

情志不舒，抑郁化火，脾肾阳虚，下元不足，寸关脉弦，尺脉不足，上热下寒发为眩晕，宜乌梅丸。

血虚肝风上扰眩晕者，可选用芍药甘草汤，临床宜加入天麻、菊花等平肝熄风之品，则其效益彰。

阴阳不和，眩晕，失眠，遗精，乏力，脉弱，宜桂枝加龙骨牡蛎汤，调和阴阳，潜阳收敛。气血不足，脑失所养者，宜黄芪桂枝五物汤，病重者合当归补血汤。

临床痰饮眩晕最为常见，可根据痰饮产生的原因和不同兼夹证候，选用经方。

眩晕、呕吐痰水、不能进食，病属痰浊内阻，胃失和降所致，宜小半夏汤，加天麻、菊花、白蒺藜等平肝熄风。若脾胃虚寒，可合甘草干姜汤，温建中阳。

肝阳挟痰浊上扰清窍，头晕目花，喉间痰多，苔白腻，脉滑而弦，宜旋覆代赭汤，临床可加珍珠母、生石决明、白蒺藜等平肝熄风药。

若头目眩晕由于中气虚寒、浊阴上泛所致，见眩晕，呕吐，脉弱，可选吴茱萸汤温中降逆。

湿浊中阻而清阳不升，眩晕、胸闷、苔白，脉形濡小而非弦数，宜苓桂术甘汤，临床可合二陈汤、半夏白术天麻汤。祝谌予常用苓桂术甘汤、小半夏加茯苓汤、泽泻汤合方，善后巩固用杞菊地黄丸加味。

脾虚水湿内盛之眩晕，大便微溏，口干不欲饮水，舌苔白，脉弦滑，宜泽泻汤。

中阳不足，膀胱气化不利，水湿内生，眩晕，不思饮食，口干，小便不利，舌腻，脉濡，宜五苓散。若病重者，肾虚饮停，眩晕、形寒、苔白、脉小者，宜真武汤。

第七章 中　　风

中风是指猝然昏仆，或未见昏仆，口眼歪斜，半身不遂的一种病证。本病病机多由气血不足，阴亏于下，肝阳上亢，内生风火，气血逆乱，往往夹痰夹瘀为患。中风记载始见于《黄帝内经》。张仲景在《金匮要略·中风历节病脉证并治》篇，专门论述了中风的分类、病机、治疗方剂。

中风急性期以风阳、痰热、瘀血为主，慢性期则以补益肝肾、气血为主。

案 1　孔伯华麻杏石甘汤、白虎汤、旋覆花代赭石汤案

马男，去岁痰中，今春身体始见恢复，今日左半身又不遂，周身发赤疹，舌苔白腻，脉滑大而数，寸关盛于尺脉，盖湿热又为贼风所闭，亟宜开窍逐风，化湿达络。麻黄三钱，川芎五分，生石膏四钱（先煎去沫），云苓皮三钱，广皮一钱半，桃仁一钱半，杏仁一钱半，桑寄生五钱，法半夏三钱，莲心一钱半，全当归一钱，威灵仙三钱，广藿香三钱，知母三钱，天竺黄三钱，川牛膝二钱，苏子霜一钱半，生滑石块四钱，竹沥水三钱（分冲），苏合香丸一粒（分化），牛黄清心丸一粒（分化），1 剂。

二诊：六月初十。晋前方药后，风象较减，伤风亦解，第痰湿过盛，舌苔退未及半，尺脉已复，左脉大于右，肝家之热较盛，再依前方加减之。淡茯蓉四钱，朱拌莲心一钱半，旋覆花二钱（包），麻黄三厘，桃仁

二钱，生石膏四钱（先煎去沫），杏仁二钱，天竺黄三钱 ，川芎六分，代赭石二钱，全当归一钱半，桑寄生五钱，法半夏三钱，威灵仙三钱，生山甲一钱半，豨莶草四钱，知母三钱，六曲三钱，滑石块四钱，苏子霜一钱半，牛膝三钱，竹沥水四钱（和入），苏合香丸一粒（分化），牛黄清心丸一粒分化，1 剂。

摘自：刘观涛．中国百年百名中医临床家丛书．孔伯华［M］．北京：中国中医药出版社，2007：128.

案 2　李冀农麻黄附子甘草汤案

蔡某，女，46 岁。

初诊：1983 年 12 月 13 日。右侧肢体偏瘫 10 天，6 天前全身皮疹瘙痒，发热恶寒，鼻塞清涕，肢节微痛，无汗。烦躁，时有错语。舌暗红光绛无苔，脉弦数。辨证：中风内外相兼，此病阴阳、上下、虚实、寒热混杂。治则：清上温下，解表温里，表里寒热同治。处方：麻黄 6g，肉桂 6g（焗），羚羊角 6g（另煎和服），羌活 6g，熟附子 10g，洋参 10g（另炖），熟地黄 30g，生石膏 30g，黄芪 120g，当归 120g，生地黄 20g，独活 8g，生姜 5 片，大枣 10 枚，甘草 60g。此方加减连服 10 剂，热退疹收，右下肢渐有力，后转补阳还五汤加减调治而愈。

［原按］

此例中风先因内风而起，后夹外风，出现阴阳、上下、虚实、寒热混杂。故用麻黄、羌活、独活祛风；羚羊角、石膏清热；附子、肉桂温里；生地、熟地益阴；洋参、黄芪、当归补血活血；姜枣调和诸药。重用黄芪乃使气旺血行、瘀去络通之意。

摘自：董建华，王永炎．中国现代名中医医案精粹（3）［M］．北京：人民卫生出版社．2010：659-660.

案3　王付风引汤案

患者，65岁，男。

初诊：平素血压偏高，时感头晕耳鸣。半月前无明显诱因突然出现头晕肢麻，口眼歪斜，言语艰涩，左侧肢体活动不便。CT诊断为急性脑梗死。入院予以抗凝溶栓配服中药补阳还五汤治疗，病情稍有改善，后转门诊治疗。症见：左侧肢体活动受限，言语不利、心烦不安，舌红、苔黄厚腻，脉弦滑。证属肝阳上亢、痰火阻络之中风。治宜平肝熄风、泻火通络。予以风引汤加减：大黄10 g（后下），桂枝15 g，干姜10 g，生龙牡各30 g，寒水石20 g，紫石英30 g，赤石脂15 g，石决明15 g，夏枯草15 g，丹皮15 g，生石膏30 g。服药15剂，生活基本自理。

[原按]

《金匮要略语释》曰："汤名风引，重在镇风，汇集六种石药清热镇降以镇风，佐以龙骨、牡蛎介类潜纳，使以大黄导热下行。"冉雪峰亦在《中风临证效方选注》中说："风淫于内，狂飚莫测，非汇集大队石药镇降，兼佐鳞介潜纳，不克有济。"风引汤总的辨证要点：肝阳上亢或热盛动风或肝火上扰等。

摘自：晁利芹．王付经方辨治中风验案［J］．江西中医药，2013，（1）：11.

案4　黄竹斋风引汤案

冯某，女，17岁。北京市人。

患痉挛性右半身不遂病近1年，于1956年6月12日初次门诊。检查患者左臂不能举，肘屈腕挛，手指拳曲如钩，不能伸展，下肢强直，脚腕挛急，行走不便，两手脉弦细，诊断为痉挛性半身不遂，初期偏枯病。针肩髃、曲池、阳谿、合谷、后谿、风市、阳陵泉、解谿、丘墟、内庭等穴，共针19次；服小续命汤，每日1剂，分两次服，共27剂；防风汤5剂。手能上举至头，但手腕拘急，掌指拳曲，须用右手力擎才能伸屈，而放手随曲如故。改服风引汤散，每剂5钱，水煎服，日两次，共服20剂而手腕舒展恢复正常。至11月20日停诊。

摘自：苏礼．黄竹斋运用经方医案选评［J］．陕西中医，1988（3）：97.

案5　周筱斋桃仁承气汤案

赵某，男，40岁。

主诉及病史：猝然昏仆，不省人事，肢痉，遗尿，痰声辘辘，大便秘结不行。诊查：血压高至200/130mmHg，脉息滑数。撬齿视苔黄腻。询知平素嗜酒、吸烟。辨证：其证显系痰热肝火随气上逆，激犯清空，血络阻滞、瘀闭清窍所致，为中风闭实之重证。正如《内经》中所谓："血之与气，并走于上，则为大厥，厥则暴死；气复反则复生，不反则死。"治法：急当泄其上逆之气血痰火，乃亟投桃仁承气合温胆汤以通腑下瘀，涤化痰浊。处方：生大黄10g，芒硝10g，桃仁10g，竹沥半夏10g，陈皮6g，茯苓12g，甘草3g，枳实10g，石菖蒲10g，钩藤12g（后下），炙远志6g，竹沥水20ml（冲服），药后大便排出多量粪块，神志转清，痉定。唯右侧肢体偏瘫，续予涤痰化浊之剂，用指迷茯苓丸及和营通络之品，调治半月，逐渐恢复，行步自如。越8年后方殁。

［原按］

通腑祛瘀、清化痰热是治疗中风病多种疗法之一，临证当以具有瘀、热、痰等邪实的病理表现为据，运用桃仁承气汤合温胆汤，下其瘀热，泻其痰火，往往能获气平血降、痰消火清之效，从而使病情转危为安，迅速向愈。此外，桃仁承气汤合温胆汤治疗中风，不但适用于瘀、热、痰的闭证，对闭象解除后的后遗症，及中经络证，有瘀、热、痰等病理表现者，亦同样可以取用。

摘自：董建华．中国现代名中医医案精粹（1）［M］．北京：人民卫生出版社，2010：120.

案6　盛国荣苓桂术甘汤案

林某，男，56岁。

1981年11月10日初诊。2天前突感口眼歪斜、口角流涎、言语謇涩、疲乏纳呆。血压140/90mmHg，神志清楚，面部眼及口角歪向右侧，口角流涎，舌质淡白，苔薄白，脉细缓。中医诊断为中风（中经络）。中医辨证为正气不足，脉络空虚，风邪乘虚而入络脉，气血痹阻。治宜补脾养气，佐以祛风。方拟四君子汤加减。处方：党参20g，茯苓20g，白术15g，甘草5g，麦芽20g，谷芽10g，桂枝3g，白僵蚕10g，白附子6g，水煎服，日1剂，并嘱其面部保温。

11月14日复诊：上药服3剂后，自觉精神较好，增进，口角流涎减少，血压140/86mmHg，舌淡白，苔薄白，脉细缓。药已中病，循上方加减。处方：党参20g，茯苓20g，白术15g，甘草5g，麦芽20g，谷芽10g，桂枝5g，白僵蚕10g，白附子6g，蜈蚣1条。

11月19日三诊：患者连服上药5剂，口眼歪斜已明显好转，口角已不流涎，言语清晰，纳食增进，疲乏已除。血压136/80mmHg，舌质淡红，苔薄白，脉细缓，循上方再进5剂，水煎服。

11月25日四诊：患者临床症状已基本消除，口眼歪斜已得纠正，查血压136/82mmHg，舌质淡红，苔薄腻，脉细缓，方改黄芪建中汤。处方：黄芪20g，桂枝6g，茯苓15g，白术10g，大枣7枚，党参20g，怀山药20g，莲子10g，炙甘草5g。连服7剂以善后。

［原按］

本例患者年过五旬，正气本虚，气虚而致风邪乘虚而入，客于络脉，导致气血经脉痹阻而发中风（中经络）。盛老认为，本例中风患者除有口眼歪斜之症外，其辨证要点在于其平素食欲欠佳、倦怠乏力、舌淡苔薄，脉细缓。乃平素脾胃气虚，正气不足所致。采用四君子汤补脾益气，佐僵蚕、白附祛风，收到显效。说明中风口眼歪斜多由脾胃气虚、正虚邪袭而致，治法应注重脾胃之气的调理，此为补气为主之法。

摘自：王长荣．中国百年百名中医临床家丛书·盛国荣［M］．北京：中国中医药出版社，2002，36.

案7　赖良蒲黄芪桂枝五物汤案

彭某某，男，50岁，萍乡人。

左手指掌麻木不仁，大便经常飧泄，消化不良，食欲不振，舌苔淡白，脉象沉弦。先哲谓："风淫末疾""指掌麻木，三年内必有中风之疾"，又谓："湿兼风则完谷不化而飧泄"。体丰多痰，风痰入络，本实先拨，是为中风之渐。主以培土以抑木，柔肝以熄风之法。用黄芪五物汤加味主之。黄芪六钱，白术四钱，茯苓四钱，桂枝三钱，白芍三钱，大枣三钱，生姜三钱，桑枝五钱，络石藤三钱。水煎服。服二十剂，胃强食增，泄止便硬而愈。

［原按］

古人治风先治血，治血先治气，血为阴类，运藉阳和。黄芪五物，法本建中；更佐苓术以培土建中；桑枝、络石藤以柔肝通络。潜移默化，是为治本之法。

摘自：赖良蒲．蒲园医案［M］．南昌：江西人民出版社，1965：3.

案8　江尔逊侯氏黑散案

1972年，夹江刘某某，男，年四旬，体素健。

一日睡至半夜，起床解溲，即站立不稳，蹲于地，从此双下肢瘫痪，神志、言语如常。经中西药物治疗二十余日无效。余先投以古今录验续命汤，连服三日，仅足趾稍能活动。余见难求速效，乃改投《金匮》侯氏黑散以缓图之，连服六十剂而康复如常。

摘自：江尔逊．运用仲景学说治疗疑难重症的体会［M］．新中医，1983（2）：35.

结　语

若外风、内风并起，风热上攻，孔伯华用麻杏石甘汤。肝阳上亢，痰湿内盛，苔腻，合用旋覆代赭汤。若表里、虚实、寒热混杂，半身不遂，发热恶寒，鼻塞清涕，肢节微痛，无汗，脉弦数，可用麻黄附子甘草汤，加羚羊角、生石膏等，寒热并用。

肝热较盛，热盛动风，风从火出，欲熄其风，必须清火，欲清其火，必须镇逆。用风引汤，取诸石药大寒沉降，直折风火上腾之势，大黄急下泻热。黄竹斋认为本方清热重镇，舒缓筋脉之效卓著。

瘀热痹阻，用桃仁承气汤下其瘀热，气平血降，有助于病情转安。痰热内盛合温胆汤。

中风中经络，口角流涎，舌质淡白，苔薄白，脉细缓，此为脾湿风痰入络，宜苓桂术甘汤，合四君子汤、牵正散。

若麻木不仁，便泄，舌淡白，脉弦，宜黄芪桂枝五物汤，调和营卫，补气通络。

中风久病体虚，治以侯氏黑散，本方益气养血，清肝祛风，方中菊花宜重用。

下篇

常用经方篇

经方治疗神经精神系统疾病有满意的疗效，神经系统疾病方面，包括失眠、癫痫、外周神经痛、神经炎以及运动障碍类疾病。精神疾病方面目前的报道包括躁狂症、抑郁症、神经官能症、神经衰弱、癔症等。目前常用的经方如下。

柴胡汤类方：小柴胡汤治疗多种精神疾病，如抑郁症等情感性精神障碍、癔病、更年期综合征、神经官能症、小儿多动症，以及前庭性眩晕；大柴胡汤治疗帕金森病、癫狂、偏头痛、癫痫；柴胡龙骨牡蛎汤治疗精神分裂症、抑郁症、癫痫、失眠、癔病、神经性头痛等；柴胡桂枝汤治疗伴腹肌拘挛的癫痫、神经衰弱等；四逆散治疗卒中后抑郁。

承气汤类方：桃核承气汤、抵当汤治疗精神分裂症、躁狂，以及脑外伤癫痫或精神障碍、头痛等；三承气汤治疗精神分裂症、躁狂症等重症精神病。

桂枝汤类方：桂枝汤加红花、防风治疗外风偏瘫，加石菖蒲治疗癫痫，加僵蚕、蜈蚣、丝瓜络治疗面神经麻痹；桂枝甘草龙骨牡蛎汤治疗神经官能症、中风、抑郁症、疑病性神经症、强迫性神经症、失眠；桂枝加葛根汤加蝉蜕、知母治疗面肌痉挛；黄芪桂枝五物汤治疗中风后遗症，加虫类药用于面部麻痹、坐骨神经痛，尚可治疗脑萎缩。

此外，栀子豉汤、百合地黄汤、甘麦大枣汤、酸枣仁汤等已经成为多种精神疾病治疗的基本方，临证可根据病情合方，治疗各种失眠、抑郁、焦虑、精神失常、神经官能症、更年期综合征等，应用广泛且疗效显著。芍药甘草汤则是治疗多种神经痛的基本方剂，用于三叉神经痛、坐骨神经痛、带状疱疹后遗神经痛。此外，尚可用于不安腿综合征。

另外，诸如黄连阿胶汤治疗抑郁症、更年期综合征、顽固性失眠；旋覆代赭汤治疗癔病；真武汤治疗老年性震颤、面肌痉挛、多发性神经炎、锥体外系反应等；防已地黄汤治疗急慢性精神分裂症；半夏厚朴汤治疗癔症、抑郁症；甘草泻心汤治疗失眠等，也不乏大样本临床病例的观察。

总之，经方治疗神经精神疾病的报道较多，也能起到很好的疗效，故有广泛的应用前景。今后的发展方向是，忠于仲景原意，抓主症，提高疗效；辨识病机，扩大应用，通过不断的实践，提高经方的使用范围和疗效。

葛根汤

【组成】葛根四两　麻黄三两　桂枝二两　生姜三两　甘草二两　芍药二两　大枣十二枚

【用法】水煎服。

【功效】辛温解表，疏经通络。

【方解】

本方即桂枝汤加麻黄、葛根。方中麻、桂解表散寒，葛根有疏通经络之功。

【主治】

风寒痹阻经络证，症见项背强，无汗恶风；无汗而小便少，气上冲胸，口噤不得语；下利。

《伤寒论·辨太阳病脉证并治法中》（31条）：太阳病，项背强几几，无汗恶风，葛根汤主之。

《金匮要略·痉温暍病脉证治第二》（12条）：太阳病，恶寒而小便反少，气上冲胸，口噤不得语，欲作刚痉，葛根汤主之。

【名家拓展应用】

（1）本方今用于头痛，寒邪客于太阳经脉，无汗恶寒，颈背拘急，舌淡苔白，脉浮。

(2) 三叉神经痛，风寒入络，面部疼痛，气候寒冷加重，脉弦。

【名家临证要点】

方中葛根可重用。病轻者可选用桂枝加葛根汤。

麻黄汤

【组成】 麻黄三两（去节） 桂枝二两（去皮） 甘草一两（炙） 杏仁七十个（去皮尖）

【用法】 水煎服。

【功效】 解表宣肺平喘。

【方解】

方中麻黄、桂枝解表散寒，麻黄、杏仁宣肺降气，甘草和中缓急。

【主治】

外感风寒证，症见头痛发热，身疼腰痛，骨节疼痛，恶风，无汗而喘；喘而胸满。

《伤寒论·辨太阳病脉证并治第二》（35）：太阳病，头痛，发热，身疼，腰痛，骨节疼痛，恶风，无汗而喘者，麻黄汤主之。

【名家拓展应用】

今用于三叉神经痛，风寒挟湿，面部疼痛，微恶寒，无汗。

乌头桂枝汤

【组成】 乌头 桂枝汤五合

【用法】 水煎服。

【功效】 散寒止痛。

【方解】

方中乌头散寒止痛，桂枝汤调和营卫，解肌发表。

【主治】

寒凝血脉不通证，症见寒疝腹中痛，逆冷，手足不仁，身疼痛。

《金匮要略·腹满寒疝宿食病脉证治第十》(19)：寒疝腹中痛，逆冷，手足不仁，若身疼痛，灸刺诸药不能治，抵当乌头桂枝汤主之。

【名家拓展应用】

今用于三叉神经痛，面颊部疼痛，面晦少荣，舌淡苔白润，脉紧而弦。证属风寒外束，寒邪阻滞者。

桂枝加葛根汤

【组成】葛根四两　芍药二两　桂枝二两（去皮）　生姜三两（切）　甘草二两（炙）　大枣十二枚（擘）

【用法】水煎服。

【功效】解肌舒筋。

【方解】

方中桂枝汤解肌发表，葛根升津舒筋。

【主治】

风邪痹阻经络证，症见项背强几几，反汗出恶风。

《伤寒论·辨太阳病脉证并治第一》(14)：太阳病，项背强几几，反汗出恶风者，桂枝加葛根汤主之。

【名家拓展应用】

(1) 今用于颤证，项背强，脉缓而细弦。

(2) 面神经炎，证属风中阳明经络，口眼歪斜，舌苔白而润，脉浮。

（3）此外，也用于老年痴呆、头痛治疗。

【名家临证要点】

门纯德主张方中葛根宜重用。可供临床参考。

翁维良对外感风寒，阻遏太阳经气头痛，症见巅顶痛、头项强，恶风，苔白，脉浮，以本方加减治疗，药物组成：葛根15~20g，桂枝10g，芍药10g，生姜10g，甘草6g，羌活10g，川芎12g，防风10g。方中可加藁本10g，升麻6g，引药上升，可加强疏风解毒止痛功能。

翁维良，于英奇．杂病证治［M］．北京：人民卫生出版社，1983：1-2.

桂枝芍药知母汤

【组成】 桂枝四两　芍药三两　甘草二两　生姜五两　麻黄二两　附子二枚（炮）　防风四两　白术五两　知母四两

【用法】 水煎服。

【功效】 解表散寒，祛风除湿，清热润燥。

【方解】

方中麻黄、桂枝、生姜、防风解表散寒，附子、白术温里祛湿，芍药、知母清热润燥，甘草调和诸药。

【主治】

风寒郁热证，症见诸肢节疼痛，身体尪羸，脚肿如脱，头眩短气，温温欲吐。

《金匮要略·中风历节病脉证并治第五》（12）：诸肢节疼痛，身体尪羸，脚肿如脱，头眩短气，温温欲吐，桂枝芍药知母汤主之。

【名家拓展应用】

本方现用于外周神经痛，如坐骨神经痛。

栀子豉汤

【组成】 栀子十四个（擘） 香豉四合（绵裹）

【用法】 水煎服。

【功效】 清宣郁热。

【方解】

方中栀子清热除烦，豆豉宣散郁解。

【主治】

热郁胸膈证，症见虚烦不得眠，反复颠倒，心中懊侬，但头汗出；烦热，胸中窒；烦，按之心下濡。

《伤寒论·辨太阳病脉证并治第二》（76）：发汗后，水药不得入口为逆，若更发汗，必吐下不止。发汗吐下后，虚烦不得眠，若剧者，必反复颠倒，心中懊侬，栀子豉汤主之。

【名家拓展应用】

（1）今用于癫证，证属痰火内郁，心中烦热，头痛失眠，脉数。

（2）失眠，入睡困难，心烦懊恼，小便黄而短，舌苔黄。

栀子厚朴汤

【组成】 栀子十四个（擘） 厚朴四两（炙，去皮） 枳实四枚（水浸，炙令黄）

【用法】 水煎服。

【功效】 清热消胀。

【方解】

方中栀子清热，厚朴、枳实行气除满。

【主治】

热郁胸膈、中焦气滞证，症见心烦腹满，卧起不安。

《伤寒论·辨太阳病脉证并治法第二》（79）：伤寒下后，心烦腹满，卧起不安者，栀子厚朴汤主之。

【名家拓展应用】

今用于焦虑症，证属火郁胸膈，下迫胃肠。心烦懊侬，烦躁不宁，脘腹胀满，舌尖红，苔腻，

瓜蒂散

【组成】瓜蒂一分（熬黄） 赤小豆一分 香豉一合

【用法】为散服。

【功效】涌吐痰涎。

【方解】

方中瓜蒂、赤小豆苦酸涌吐；香豉轻清宣泄。本方宜从小剂量开始，逐渐加量。

【主治】

痰阻胸膈证，症见胸中痞硬，烦懊不安，气上冲咽喉不得息。

《伤寒论·辨太阳病脉证并治第三》（166）：病如桂枝证，头不痛、项不强、寸脉微浮、胸中痞硬、气上冲喉咽不得息者，此为胸有寒也。当吐之，宜瓜蒂散。

【名家拓展应用】

（1）今用于狂证，证属痰涎蒙蔽清窍。

(2) 精神分裂症，痰火上扰者，狂躁妄言，舌尖红，苔黄腻，脉滑数。

小陷胸汤

【组成】黄连一两　半夏半升（洗）　瓜蒌实大者一枚

【用法】水煎服。

【功效】清热化痰散结。

【方解】

方中半夏化痰散结，黄连清热燥湿，瓜蒌清热化痰。

【主治】

痰热互结证，症见正在心下，按之则痛。

《伤寒论·辨太阳病脉证并治第三》(138)：小结胸病，正在心下，按之则痛，脉浮滑者，小陷胸汤主之。

【名家拓展应用】

(1) 今用于癫证，证属痰热内蕴，胸闷，痰鸣，舌赤，苔白厚燥，脉滑微数。

(2) 抑郁症。咳痰，胸闷憋气，心烦，舌质红绛，苔黄厚腻。

半夏泻心汤

【组成】黄芩三两　黄连一两　半夏半升（洗）　干姜　人参　甘草（炙）各三两　大枣十二枚（擘）

【用法】水煎服。

【功效】清热燥湿，健胃消痞。

【方解】

方中辛开苦降甘补，半夏化痰降逆，黄连、黄芩清热燥湿，干姜温中散寒，人参、甘草补中益气，甘草、大枣和营缓急。

【主治】

脾虚湿热证，症见心下满而不痛；呕而肠鸣，心下痞。

《金匮要略·呕吐哕下利病脉证治第十七》（10）：呕而肠鸣，心下痞者，半夏泻心汤主之。

【名家拓展应用】

今用于失眠，湿热内蕴，脘腹痞满，舌苔黄腻，脉涩。

甘草泻心汤

【组成】甘草四两（炙） 黄芩三两 半夏半升（洗） 黄连一两 大枣十二枚（擘） 干姜三两 《金匮要略》方有人参三两

【用法】水煎服。

【功效】清热燥湿，健脾和中。

【方解】

方中甘草解毒和中，黄芩、黄连清热燥湿，半夏降逆消痞，人参、干姜健脾温中，大枣和营养血，共奏苦降辛开甘补之功。

【主治】

脾虚湿热证，症见下利日数十行，谷不化，腹中雷鸣，心下痞硬而满，干呕，心烦不得安；狐蜮病，默默欲眠，目不得闭，卧起不安，蚀于喉声喝，不欲饮食，恶闻食臭，其面目乍赤、乍黑、乍白。

《金匮要略·百合狐蜮阴阳毒病脉证治第三》（10）：狐蜮之为病，状如伤寒，默默欲眠，目不得闭，卧起不安，蚀于喉为蜮，蚀于阴为狐，不欲饮食，恶闻食臭，其面目乍赤、乍黑、乍白。蚀于上部则声喝，甘草泻心汤主之。

【名家拓展应用】

本方今用于癫痫。

【名家临证要点】

本方能健运中焦、清化痰热，赵明锐主张制成丸药久服，用于发作较轻，间歇时间较长的轻型患者。

葛根芩连汤

【组成】 葛根半斤　黄芩三两　黄连三两　甘草二两（炙）

【用法】 水煎服。

【功效】 解肌升清，清热燥湿。

【方解】

方中黄连、黄芩清热燥湿，葛根解肌升清止利，甘草和中。

【主治】

湿热下迫证，症见利不止，脉促，喘而汗出。

《伤寒论·辨太阳病脉证并治第二》（34）：太阳病，桂枝证，医反下之，利遂不止，脉促者，表未解也；喘而汗出者，葛根黄芩黄连汤主之。

【名家拓展应用】

今用于重症肌无力，证属湿热内蕴，小便黄，舌苔薄白，脉濡细者。

芍药甘草汤

【组成】 芍药　炙甘草各四两

【用法】水煎服。

【功效】和络缓急。

【方解】

方中芍药柔肝缓急和络，甘草和中缓急。

【主治】

阴虚不足、筋脉失养证，症见咽中干，脚挛急。

《伤寒论·辨太阳病脉证并治第一》（29）：伤寒脉浮，自汗出，小便数，心烦，微恶寒，脚挛急，反与桂枝，欲攻其表，此误也。得之便厥，咽中干，烦躁吐逆者，作甘草干姜汤与之，以复其阳。若厥愈足温者，更作芍药甘草汤与之，其脚即伸；若胃气不和谵语者，少与调胃承气汤；若重发汗，复加烧针者，四逆汤主之。

【名家拓展应用】

（1）今用于眩晕、头痛，证属血虚肝燥，风火相煽，转筋、挛痛，舌红瘦薄，脉细弦略数。

（2）重症肌无力，证属阴血亏损，筋脉失养，时时自汗，面色潮红，舌质呈镜面，有裂纹，脉数大无力。

【名家临证要点】

赵明锐认为，本方能柔肝养阴、补中缓急、滋养血脉，既可治疗筋挛，也可用于筋缓。方中二药需要重用方效。万友生在此基础上创芍甘芎芷汤，用于头痛，方用芍药、甘草汤柔肝熄风，佐以川芎、白芷解郁止痛。

黄连阿胶汤

【组成】黄连四两　黄芩二两　芍药二两　鸡子黄二枚　阿胶三两

【用法】水煎服。

【功效】滋阴清热。

【方解】

方中黄连、黄芩清热泻火，芍药养阴平肝，阿胶、鸡子黄滋阴养血。

【主治】

阴虚火旺证，症见心中烦，不得卧。

《伤寒论·辨太阳病脉证并治第七》（303）：少阴病，得之二三日以上，心中烦，不得眠，黄连阿胶汤主之。

【名家拓展应用】

（1）今用于癫证、狂证，肝肾阴虚致心肝火旺，面赤目红，口干喜饮，尿色深黄，舌绛，苔少，脉弦数，寸关大。

（2）失眠，证属阴虚火炽，内风欲动，唇舌赤，左关弦。

（3）抑郁症，虚热夹郁，心烦急躁，失眠多梦，舌质红，苔薄黄，脉细数。

（4）瘾症，反复周身瘫痪，尿黄，口苦，眠差梦多，舌质红，苔薄黄，脉细数。

（5）更年期综合征，心中烦乱，周身烘热难忍，夜不能寐。舌质红绛少苔，脉弦。

【名家临证要点】

刘渡舟认为，使用本方宜注意，服药火热已去，应减少芩、连用量，增加滋阴药物，以免苦寒化燥，滋阴药一般采用三甲复脉汤。

乌梅丸

【组成】乌梅三百枚　当归四两　黄连十六两　黄檗六两　人参六两　干姜十两　桂枝六两（去皮）　蜀椒四两（出汗）　细辛六两　附子六两（炮去皮）

【用法】原为丸剂，今水煎服。

【功效】敛阴清热，温肝安蛔。

【方解】

本方有酸甘化阴，辛甘温阳，苦寒通降之功，乌梅敛肝，干姜、附子、细辛、蜀椒、桂枝温阳散寒，人参、当归益气养血，黄连、黄柏苦寒清热。

【主治】

肝寒蕴热，气血不足证，症见呕吐，静而复时烦；久利。

《伤寒论·辨厥阴病脉证并治第八》(338)：伤寒脉微而厥，至七八日肤冷，其人躁，无暂安时者，此为脏厥，非蛔厥也。蛔厥者，其人当吐蛔。今病者静，而复时烦者，此为脏寒。蛔上入其膈，故烦，须臾复止；得食而呕，又烦者，蛔闻食臭出，其人常自吐蛔。蛔厥者，乌梅丸主之。又主久利。

【名家拓展应用】

(1) 今用于眩晕，证属上热下寒，肝风上扰。烦躁，畏寒怯冷，大便稀溏，舌尖红苔白滑，脉象寸关弦尺弱。

(2) 头痛。头顶疼痛，劳累后加重，手足心发热，烦躁易怒。舌质暗，苔薄白，脉弦细。

(3) 癔症。肝失条达，气血不和，厥气上冲，情志抑郁，头痛，恶心不食，失眠，舌略黯，苔薄黄，脉沉弦涩。

奔豚汤

【组成】黄芩二两　芍药二两　甘草二两　半夏四两　生姜四两　川芎　当归各二两　甘李根白皮一升　生葛五两

【用法】水煎服。

【功效】养血疏肝，清热降逆。

【方解】

方中当归、芍药、川芎养血疏肝，黄芩、桑白皮清热降逆，半夏、生姜和胃降逆，葛根升清降浊，甘草和中缓急。

【主治】

肝胃气逆证，症见，气上冲胸，腹痛，往来寒热。

《金匮要略·奔豚气病脉证治第八》(3)：奔豚气上冲胸，腹痛往来寒热，奔豚汤主之。

【名家拓展应用】

(1) 今用于失眠，肝郁化火，急躁，欲哭，胸胁不舒。

(2) 癔症，肝气郁滞，肝气上逆，咽喉阻塞，眩晕，耳鸣，舌质淡红，苔根薄微黄，脉细弦。

四逆散

【组成】柴胡　芍药　甘草（炙）　枳实（破　水渍　炙干）等份

【用法】原为散剂，今水煎服。

【功效】解郁缓急。

【方解】

方中柴胡、芍药柔肝疏肝，枳实、白芍行气和血止痛，甘草和中缓急。

【主治】

气滞阳郁证，症见四肢凉，其人或咳，或悸，或小便不利，或腹中痛，或泄利下重者。

《伤寒论·辨少阴病脉证并治第七》(318)：少阴病，四逆，其人或咳，或小便不利，或腹中痛，或泄利下重者，四逆散主之。

【名家拓展应用】

(1) 今用于抑郁症，肝气郁滞，精神疲乏，少腹作痛，四肢发凉。

(2) 更年期综合征，咽中如阻，烦躁、面部升火、小便转黄，苔黄厚腻，脉细弦。

小柴胡汤

【组成】 柴胡半斤　黄芩三两　半夏半升（洗）　人参三两　甘草（炙）　生姜各三两（切）　大枣十二枚（擘）

【用法】 水煎服。

【功效】 和解少阳，调和肝胃。

【方解】

方中柴胡、黄芩清解少阳肝胆郁热，半夏、生姜和胃，人参、甘草益气健脾，生姜、大枣调和营卫。

【主治】

少阳枢机不利证，症见往来寒热，胸胁苦满，嘿嘿不欲饮食，心烦喜呕，或胸中烦而不呕，或渴，或腹中痛，或胁下痞硬，或心下悸、小便不利，或不渴、身有微热，或咳者；热入血室，经闭，寒热；诸黄，腹痛而呕。

《伤寒论·辨太阳病脉证并治第二》(96)：伤寒五六日，中风，往来寒热，胸胁苦满，嘿嘿不欲饮食，心烦喜呕。或胸中烦而不呕，或渴，或腹中痛，或胁下痞硬，或心下悸、小便不利，或不渴、身有微热，或咳者，小柴胡汤主之。

【名家拓展应用】

(1) 今用于眩晕、头痛，证属邪入少阳，郁热上冲，胸胁胀满，心烦，作呕，脉弦细而数。

（2）失眠，证属情志不遂、肝郁化火，胸胁苦满，口苦，苔白腻，脉弦。

（3）精神分裂症。精神呆钝，舌红，苔腻，脉弦。

（4）抑郁症。肝脾不和，情绪急躁易怒，自杀念头，舌淡、苔白少津，脉弦。

【名家临证要点】

翁维良认为，少阳头痛，邪入少阳，症见寒热往来，口苦咽干，头痛目眩，以颞部为显，治宜和解少阳，通络止痛，宜小柴胡汤。药用柴胡10～12g，半夏20g，杭芍12g，黄芩12g，甘草6g，生姜10g，川芎12g，菊花12～15g。头痛重连及巅顶加藁本10g，细辛3g。便秘加大黄10g。

眩晕病多兼虚证，宜半补半消，用小柴胡汤加减，党参10～12g，丹参10～12g，甘草10g，杭芍10～12g，陈皮10g，法半夏10g，苏木10g，柴胡10g。

柴胡桂枝汤

【组成】 桂枝一两半（去皮）　芍药一两半　柴胡四两　黄芩一两半　半夏二合半（洗）　人参一两半　甘草一两（炙）　大枣六枚（擘）　生姜一两半（切）

【用法】 水煎服。

【功效】 和解太少，调和肝脾。

【方解】

本方即小柴胡汤、桂枝汤合方。

【主治】

少阳太阳并病，见发热，微恶寒，肢节烦疼，微呕，心下支结。

《伤寒论·辨太阳病脉证并治第三》（146）：伤寒六七日，发热、微恶寒、肢节烦痛、微呕、心下支结、外证未去者，柴胡桂枝汤主之。

【名家拓展应用】

（1）今用于抑郁症，肝气郁滞，气血不和，心情抑郁、头晕头痛，失眠，四肢麻木，肩背疼痛，手足冰凉，脉细弦而数。

（2）焦虑症。心烦急躁，头晕，胸肋疼痛，舌淡红、苔薄白，脉弦。

（3）本方也可用于癫痫的治疗。

柴胡加龙骨牡蛎汤

【组成】柴胡四两　黄芩一两半　半夏二合半（洗）　人参一两半　生姜（切）一两半　大枣六枚（擘）　桂枝（去皮）一两半　茯苓一两半　龙骨一两半　牡蛎一两半（熬）　铅丹一两半　大黄二两

【用法】水煎服。

【功效】和解清热，镇惊安神。

【方解】

方中柴胡、桂枝、黄芩和解表里，龙骨、牡蛎、铅丹重镇安神，半夏、生姜、茯苓化痰和胃，大黄通腑泄热，人参、大枣益气养营。

【主治】

少阳病，热郁扰神证，症见胸满烦惊，小便不利，谵语，一身尽重，不可转侧。

《伤寒论·辨太阳病脉证并治第二》（107）：伤寒八九日，下之，胸满烦惊，小便不利，谵语，一身尽重，不可转侧者，柴胡加龙骨牡蛎汤主之。

【名家拓展应用】

（1）今用于癫证、狂证，肝郁化火，脉弦数。

（2）失眠，气郁化火，肝魂不宁，头晕耳鸣，梦而惊醒，小溲黄赤，大便干，舌红苔薄，脉弦数。

(3) 抑郁症，肝郁气滞化火，失眠，心烦，苔黄，脉沉弦。

(4) 更年期综合征，心胆内热，心烦急躁，失眠多梦，口苦口干，小便色黄，苔黄。

(5) 癫痫，肝阳横逆，上扰清窍，脉浮弦而滑。

【名家临证要点】

岳美中认为，本方以小柴胡汤去甘草，以调和肝胆，加桂枝抑上冲之气，龙、牡是摄纳浮阳之要药，且龙、牡得半夏、茯苓，能豁肝胆之惊痰，又导以大黄，则痰滞更得下行。有和解肝胆、潜阳熄风、下气化痰之功。临床上，本方对入夜多梦，急躁易怒，头晕目眩，便秘溲赤，舌红苔黄，脉弦数等顽固性失眠者最为适宜。

方中铅丹因久服可能造成铅中毒，今多短期使用、少用，或不用，疗效亦不减。颜德馨认为可用磁石或磁朱丸替代。聂惠民常用琥珀粉代替铅丹。夏仲方则认为龙牡重镇作用已足，故铅丹不用也不影响本方疗效。

方中大黄，颜德馨认为，可用制大黄，不堪泄泻者则以黄连代替。

刘渡舟教授使用本方的加减法包括：肝火偏盛者，加龙胆草、夏枯草、山栀子；病及血分，加白芍、桃仁、丹皮；顽痰凝结不开者，加郁金、胆南星、明矾、天竺黄。

大柴胡汤

【组成】 柴胡半斤　黄芩三两　半夏半升（洗）　生姜五两（切）　大枣十二枚（擘）　枳实四枚（炙）　芍药三两本方　《金匮要略》有大黄二两

【用法】 水煎服。

【功效】 和解少阳，通腑泄热。

【方解】

方中柴胡、黄芩和解少阳，半夏、生姜降逆和胃，枳实、大黄通腑泄热，生姜、大枣调和营卫。

【主治】

少阳阳明并病，症见呕不止，心下急，郁郁微烦；热结在里，复往来寒热者；心中痞硬，呕吐而下利。

《伤寒论·辨太阳病脉证并治第二》(103)：太阳病，过经十余日，反二三下之，后四五日，柴胡证仍在者，先与小柴胡汤。呕不止，心下急，郁郁微烦者，为未解也，与大柴胡汤，下之则愈。

【名家拓展应用】

(1) 今用于狂证，怒气伤肝，气郁化火者。

(2) 脑血栓，口眼歪斜，肢体偏瘫，神志昏蒙，时时欲呕，不能进食，大便数日未行。

白虎汤

【组成】知母六两　石膏一斤（碎）　甘草二两（炙）　粳米六合

【用法】水煎服。

【功效】清解阳明。

【方解】

方中石膏清解阳明气分之热，知母清热润燥，甘草、粳米和中养胃。

【主治】

阳明热炽证，症见腹满身重，难于转侧，口不仁，面垢，谵语遗尿，自汗出。

《伤寒论·辨阳明病脉证并治第四》(219)：三阳合病，腹满、身重，难以转侧，口不仁、面垢，谵语、遗尿。发汗，则谵语；下之，则额上生汗、手足逆冷；若自汗出者，白虎汤主之。

【名家拓展应用】

（1）今用于头痛，面色红赤，舌滑腻苔垢，脉象滑大。

（2）失眠，胃火炽盛，思冷物，关脉盛者。

（3）更年期综合征，阴分不足，阳明内热，周身烘热而汗出，失眠，口干喜凉饮，舌质偏红，苔薄黄，脉弦略数。

（4）面神经炎，外感风邪，胃火阻络。肿胀、疼痛，舌黄，脉数。

（5）多发性神经炎，四肢麻痹无力，四肢活动不灵，心烦，口干渴饮，大便干结，小溲黄短，口秽喷人，唇焦，舌质深红，苔黄燥，脉数，右滑大。

（6）三叉神经痛，胃火上亢，头面疼痛，口干欲饮，舌质红，脉弦数。

竹皮大丸

【组成】石膏二分　白薇一分　生竹茹二分　桂枝一分　甘草七分

【用法】原作丸服，今改水煎服。

【功效】清热降逆，甘温补中。

【方解】

方中石膏、白薇清热，竹茹清热降逆，桂枝、甘草温补中焦。

【主治】

胃热气逆证，症见烦乱，呕逆。

《金匮要略·妇人产后病脉证治第二十一》（10）：妇人乳中虚，烦乱呕逆，安中益气，竹皮大丸主之。

【名家拓展应用】

今用于更年期综合征，阳明之气阴不足，虚热内扰，心中烦乱，呕恶不食，头面烘热而躁，口干喜饮，脉来滑大。

风引汤

【组成】龙骨四两　牡蛎二两　寒水石　滑石　赤石脂　白石脂　紫石英　石膏各六两　桂枝三两　甘草二两　干姜四两　大黄四两

【用法】水煎服。

【功效】清热熄风，温阳安神。

【方解】

方中大黄泄热通腑，滑石、石膏、寒水石清热泻火，赤白石脂、紫石英、龙骨、牡蛎潜镇安神，干姜、桂枝、甘草温阳扶正，兼有反佐凉药之功。

【主治】

风火相煽证，症见发热、偏瘫、抽搐。

【名家拓展应用】

(1) 今用于中风，肝阳上亢、痰火阻络，言语不利、心烦不安，舌红、苔黄厚腻，脉弦滑。

(2) 脑血栓，肝阳上亢，风痰阻络。头晕头痛，神志清，右半身不遂，语言不利。舌质红，苔黄腻，脉弦劲。

【名家临证要点】

颜德馨认为，病初内风动跃，气血逆乱，当避桂枝、干姜、赤石脂之辛温固涩，症情渐趋平稳，可投桂枝疏通经隧，助肢体活动恢复。

大黄黄连泻心汤

【组成】大黄二两　黄连一两

【用法】水煎服。

【功效】清热泻火解毒。

【方解】

方中大黄通腑泄热，黄连、黄芩清热解毒。

【主治】

火热内蕴证，症见心下痞，按之濡，关上脉浮。吐血，衄血。

《伤寒论·辨太阳病脉证并治第三》（154 条）：心下痞，按之濡，其脉关上浮者，大黄黄连泻心汤主之。

【名家拓展应用】

（1）今用于狂证，证属火郁三焦，口味秽臭，少腹硬满，大便秘，舌苔黄厚而干，脉来滑大有力。

（2）精神分裂症，气火充斥三焦，不眠，烦怒，大便秘，舌苔黄厚。

小承气汤

【组成】大黄四两（酒洗）　厚朴二两（炙，去皮）　枳实三枚（大者，炙）

【用法】水煎服。

【功效】通腑泄热，行气除满。

【方解】

方中大黄泄热攻积，枳实、厚朴行气除满。

【主治】

阳明腑实证，症见腹大满不通；大便硬，谵语；谵语，发潮热，脉滑而疾；下利，谵语。

《伤寒论·辨阳明病脉证并治第四》（213 条）：阳明病，其人多汗，以津液外出，胃中燥，大便必硬，硬则谵语，小承气汤主之。若一服谵语止者，更莫复服。

《伤寒论·辨阳明病脉证并治第四》（214条）：阳明病，谵语、发潮热、脉滑而疾者，小承气汤主之。因与承气汤一升，腹中转气者，更服一升；若不转气者，勿更与之。明日又不大便，脉反微涩者，里虚也，为难治，不可更与承气汤也。

【名家拓展应用】

今用于脑出血。发热，昏迷，右半身不遂，失语，口唇干。苔薄黄腻，脉滑数有力。

【名家临证要点】

王永炎在承气汤基础上化裁组成化痰通腑汤，用于急性脑血管疾病有效，组成：大黄、芒硝、瓜蒌、胆星。

大承气汤

【组成】 大黄四两（酒洗）　芒硝三合　厚朴半斤（炙，去皮）　枳实五枚（炙）

【用法】 水煎服。

【功效】 攻下热结。

【方解】

方中大黄、芒硝泄热软坚，厚朴、枳实行气攻积。

【主治】

阳明腑实证，症见潮热，手足漐漐汗出，腹满痛，大便难而谵语；胸满口噤，卧不着席，脚挛急。

《伤寒论·辨阳明病脉证并治第四》（208条）：阳明病，脉迟，虽汗出不恶寒者，其身必重，短气，腹满而喘，有潮热者，此外欲解，可攻里也。手足濈然汗出者，此大便已硬也，大承气汤主之；若汗多，微发热恶寒者，外未解也；（一法与桂枝汤）其热不潮，未可与承气汤；若腹大满不通者，可与小承气汤，微和胃气，勿令至大泄下。

《金匮要略·痉湿暍病脉证治第二》（14条）：痉为病，胸满口噤，卧不着席，脚挛急，必龂齿，可与大承气汤。

【名家拓展应用】

（1）今用于头痛。面部自觉灼热，口干，舌燥，大便不解，脉实大，舌赤老苔，有芒刺。证属阳明实热，腑气不通，上冲头部。

（2）狂证。便秘，右脉沉滑有力。

（3）失眠。面红目赤，大便不通多日，舌苔黄厚。

（4）精神分裂症。证属气郁火结，头痛，烦躁，骂詈、呼号、打人毁物。

（5）癔病性木僵。大便秘结，舌苔黑燥无津，带有芒刺，脉弦实滑数。

【名家临证要点】

方中大黄宜重用，邢锡波用量达30g，以釜底抽薪，热去神自清。他指出大承气汤为攻下之峻剂，用时须严格注意以下事项：①必须具备痞满燥实坚，方可用之，缺一不宜。②患者必须内有燥屎，或便硬或热结旁流，用之方为合拍。③呕多，胃气上逆时虽具备其他可下之症，亦不宜用大承气汤。④服后如大便已得通畅，余药勿再服。可供临证参考。

桂枝茯苓丸

【组成】桂枝　茯苓　芍药　牡丹（去心）　桃仁（去皮尖，熬）等份

【用法】原为丸剂，今水煎服。

【功效】活血化瘀。

【方解】

方中桃仁、芍药、丹皮活血化瘀，桂枝温通经脉，茯苓利湿。

【主治】

瘀阻下焦证，症见漏下不止。

《金匮要略·妇人妊娠病脉证治第二十》(2)：妇人宿有癥病，经断未及三月，而得漏下不止，胎动在脐上者，为癥痼害。妊娠六月动者，前三月经水利时，胎也。下血者，后断三月衃也。所以血不止者，其癥不去故也，当下其癥，桂枝茯苓丸主之。

【名家拓展应用】

今用于更年期综合征，头痛头晕，月经色黑有块，少腹胀痛，舌紫黯，脉弦。

抵当丸、抵当汤

【组成】抵当丸：水蛭二十个（熬） 虻虫二十个（去翅足，熬） 桃仁二十五个（去皮尖） 大黄三两

抵当汤：水蛭（熬） 虻虫各三十个（去翅足，熬） 桃仁二十个（去皮尖） 大黄三两（酒洗）

【用法】丸服，或水煎服。

【功效】破血逐瘀泄热。

【方解】

方中桃仁、水蛭、虻虫破血逐瘀，大黄逐瘀泄热。

【主治】

下焦蓄血证，症见发狂，喜忘，少腹硬满，小便自利。屎虽硬，大便反易，其色黑。脉微而沉，脉沉结。

《伤寒论·辨太阳病脉证并治第二》（124）：太阳病六七日，表证仍在，脉微而沉，反不结胸，其人发狂者，以热在下焦，少腹当硬满，小便自利者，下血乃愈。所以然者，以太阳随经，瘀热在里故也，抵当汤主之。

《金匮要略·妇人杂病脉证治第二十二》（14）：妇人经水不利下，抵当汤主之。

《伤寒论·辨太阳病脉证并治法第二》（126）：伤寒有热，少腹满，应小便不利，今反利者，为有血也。当下之，不可余药，宜抵当丸。

【名家拓展应用】

（1）今用于蓄血发狂，面红目赤，大便秘结，下腹痞硬拒按，舌质紫暗。

（2）精神分裂症，瘀热扰动心神，失眠，烦躁，大便干结，口唇暗紫，舌下静脉怒张明显，舌质暗，苔薄黄略腻，脉沉略涩。

（3）脑血栓，语言不清，半身麻痹，脉沉涩。

（4）腔隙性梗死，瘀热郁而生风，颜面、手麻木，大便干燥，舌紫。

（5）本方也可用于癫痫。

【名家临证要点】

邢锡波指出，水蛭、虻虫服后对胃有刺激，如连续服食，常有胃脘不适，或食欲减退之现象，可佐以山药、甘草防止中气受损。另外，久服化瘀破气之品，最易损伤元气，故宜加黄芪以补气。可供参考。

桃核承气汤

【组成】 桃仁五十个（去皮尖）　大黄四两　芒硝二两　桂枝二两（去皮）　甘草二两（炙）

【用法】 水煎服。

【功效】 泄热逐瘀。

【方解】

方中大黄、芒硝通腑泄热，大黄、桃仁活血逐瘀，桂枝、甘草辛甘通阳。

【主治】

瘀热互结证，症见少腹急结，如狂。

《伤寒论·辨太阳病脉证并治第二》（106条）：太阳病不解，热结膀胱，其人如狂，血自下，下者愈。其外不解者，尚未可攻，当先解其外。外解已，但少腹急结者，乃可攻之，宜桃核承气汤。

【名家拓展应用】

（1）外伤头痛，证属瘀血阻闭，月经不调，少腹胀痛，舌质略暗，脉沉涩。

（2）蓄血发狂，舌紫暗。

（3）中风，证属血络阻滞、瘀闭清窍，猝然昏仆，不省人事，大便秘结不行，脉滑数。常配伍清热化痰药。

（4）脑梗死，瘀热与血相结，少腹胀满，大便干燥，舌质紫暗，脉结。

（5）血管性痴呆。

【名家临证要点】

刘渡舟认为：方中大黄，不仅泻气分之实热，也泻血分之瘀热，与桃仁相伍，活血逐瘀，相得益彰。桂枝能温通血脉，增强祛瘀之力。服用本方时须注意，蓄血结于下焦，宜空腹服药，以利药力直捣病巢，攻逐瘀热。

当归芍药散

【组成】当归三两　芍药一斤　川芎半斤（一作三两）　茯苓四两　白术四两　泽泻半斤

【用法】水煎服。

【功效】养血活血，健脾利湿。

【方解】

方中当归、白芍、川芎养血活血，白术健脾燥湿，茯苓、泽泻利水渗湿。

【主治】

肝脾不和证，症见腹中诸疾痛。

《金匮要略·妇人杂病脉证治第二十二》（17条）：妇人腹中诸疾痛，当归芍药散主之。

【名家拓展应用】

（1）今用于头痛，肝脾两虚，空痛，食少腹胀。脉弦而虚。

（2）本方也用于血管性痴呆。

小半夏汤

【组成】半夏一升　生姜半斤

【用法】水煎服。

【功效】降逆和胃化饮。

【方解】

方中半夏降逆和胃，生姜温胃化饮。

【主治】

饮停胃逆证，症见呕吐不渴，谷不得下。

《金匮要略·呕吐哕下利病脉证治第十七》（12）：诸呕吐，谷不得下者，小半夏汤主之。

【名家拓展应用】

今用于眩晕，痰饮中阻，胃失和降。症见恶心，呕吐痰水，脉弱细滑，苔薄腻水滑。

旋覆代赭汤

【组成】旋覆花三两　代赭一两　半夏半升（洗）　生姜五两　人参二两　甘草三两（炙）　大枣十二枚（擘）

【用法】水煎服。

【功效】降逆和胃益气。

【方解】

方中旋覆花、代赭石、半夏、生姜降逆和胃，人参、大枣、甘草和中益气。

【主治】

痰气内阻证，症见胃气上逆，心下痞硬，噫气不除。

《伤寒论·辨太阳病脉证并治法第三》（161）：伤寒发汗、若吐、若下，解后，心下痞硬，噫气不除者，旋覆代赭汤主之。

【名家拓展应用】

（1）今用于眩晕，证属肝阳挟痰，上扰清窍，胸闷泛恶，苔白腻。

（2）失眠，肝阳上亢，脉盛于关。

（3）癔症，肝气郁结，痰涎壅滞，咽喉、胸中胀闷，嗳气，苔白腻，脉沉细。

（4）癫痫，肝旺痰升，头痛头晕，苔薄白，脉弦滑。

半夏厚朴汤

【组成】半夏一升　茯苓四两　生姜五两　厚朴三两　苏叶二两

【用法】水煎服。

【功效】行气化痰。

【方解】

方中半夏、茯苓、生姜和胃化痰，厚朴、苏叶行气解郁。

【主治】

气滞痰阻证，症见妇人咽中如有炙脔，胸满，心下坚。

《金匮要略·妇人杂病脉证并治第二十二》（5条）：妇人咽中如有炙脔，半夏厚朴汤主之。

【名家拓展应用】

（1）今用于癔症，气郁湿滞，咽喉胀闷，胸腹痞闷，呕恶不舒，悲伤欲哭，苔白腻而厚，脉象濡细。

（2）癫痫，食欲不振，大便溏。舌淡、苔白，脉细缓无力。

酸枣仁汤

【组成】酸枣仁二升　茯苓二两　甘草一两　知母二两　川芎二两

【用法】水煎服。

【功效】养血安神。

【方解】

方中酸枣仁养血安神，知母清热润燥，川芎活血解郁，茯苓安神定志，甘草和中。

【主治】

血虚心神不安证，症见虚劳、虚烦不得眠。

《金匮要略·血痹备劳病脉证并治》第六（19）：虚劳虚烦不得眠，酸枣仁汤主之。

【名家拓展应用】

（1）今用于失眠，心肝失调，梦多心烦，口干，疲劳，心悸，气短。

（2）焦虑症，心肝血虚，面色苍白，易惊，失眠，舌淡、苔薄白，脉弱。

（3）神经衰弱，心悸，头晕，头痛，失眠，脉弱。

（4）此外，本方尚可与其他方剂合方治疗抑郁症。

百合地黄汤、百合知母汤

【组成】 百合地黄汤：百合七枚（擘）　生地黄汁一升

百合知母汤：百合七枚（擘）　知母三两（切）

【用法】 水煎服。

【功效】 滋阴润燥。

【方解】

方中百合润燥养阴，生地滋阴清热，知母泻火滋阴。

【主治】

百合病阴虚燥热扰神证，症见意欲食复不能食，常默默，欲卧不能卧，欲行不能行，饮食或有美时，或有不闻食臭时，如寒无寒，如热无热，口苦，小便赤，脉微数。

《金匮要略·百合狐𧏿阴阳毒病脉证治第三》（5）：百合病不经吐、下、发汗，病形如初者，百合地黄汤主之。

《金匮要略·百合狐𧏿阴阳毒病脉证治第三》（2）：百合病发汗后者，百合知母汤主之。

【名家拓展应用】

（1）今用于失眠，欲卧不能卧，脉细数而尺弱。

（2）神经衰弱，头痛、失眠、口干、手足心热，小便赤，脉象弦细而数。

（3）癔症，抽搐，失眠，心烦，舌红少苔。

（4）此外，本方尚可和其他方剂合方治疗抑郁症，中医之癫证，为精神疾病的基础治疗方剂之一。

防己地黄汤

【组成】生地黄二斤　桂枝三钱　甘草二钱　防己一钱　防风三钱

【用法】后四味酒浸取汁，生地绞取汁，和服。今用水煎服。

【功效】滋阴清热，通阳祛风。

【方解】

方中生地滋阴清热，防风、防己祛风，甘草、桂枝、酒通阳。

【主治】

阴虚风热证，症见如狂，妄行，独语不休，脉浮。

【名家拓展应用】

今用于精神分裂症，肝郁化火，心阴内耗，少眠，多动，语无伦次，狂躁异常，大便不行，口干欲饮，舌质红，干而少津，脉洪大无力。

【名家临证要点】

本方有滋阴、养血、散郁之功，用于治疗精神性疾病疗效颇佳。临证可加紫石英、珍珠母、百合、夜交藤等以潜阳安神；青皮、合欢花以疏气解郁。丁德正认为此方以少量祛风药置于大量养血剂中，借其轻清升散之性，可使郁热得泄，扰逼神明之危迅解，不安神而神自安，不治狂而狂自消。此外，尚可加独活，以增强本方疏散之力。

甘麦大枣汤

【组成】甘草三两　小麦一斤　大枣十枚

【用法】水煎服。

【功效】和肝脾，安心神。

【方解】

方中小麦清心安神，大枣养血和肝，甘草益气和中。

【主治】

肝脾不和证，妇人脏躁，喜悲伤欲哭，象如神灵所作，数欠伸。

《金匮要略·妇人杂病脉证治第二十二》（6条）：妇人脏躁，喜悲伤欲哭，象如神灵所作，数欠伸，甘麦大枣汤主之。

【名家拓展应用】

（1）今用于失眠，自汗，脉细。

（2）癔症，怒气伤肝，心神躁动，郁郁不乐，悲伤啼哭，心悸而烦，脉象弦细者。

（3）此外，本方上可与其他方剂合方治疗抑郁症、癫痫，中医之癫证、狂证、颤证。

（4）本方为多种精神、神经系统疾病的基础治疗方剂。

【名家临证要点】

王庆国认为浮小麦、炙甘草必须重用至30g以上方能起效，否则不易见功。可供临床参考。

钟耀奎认为《金匮》百合知母汤调和百脉，甘麦大枣汤调和肝胃，两方合用心肺肝胃并治，对治疗失眠有一定的帮助。唯二方轻清，病重者需随证加减，如加远志、枣仁等安神，心肝火旺可加水牛角、羚羊角、丹参清心熄风。

侯氏黑散

【组成】菊花四十分　黄芩五分　牡蛎三分　白术十分　茯苓三分　人参

三分　干姜三分　当归三分　川芎三分　防风十分　桂枝三分　细辛三分　矾石三分　桔梗八分

【用法】 原为散，今也作水煎服。

【功效】 益气养血，清热熄风。

【方解】

方中菊花、黄芩、牡蛎清热熄风，人参、白术、茯苓健脾益气，当归、川芎养血活血，桂枝、防风、细辛散寒通络，矾石、桔梗化痰。

【主治】

气血不足，风热内扰证，症见四肢烦重，心中恶寒，不足者。

《金匮要略·中风历节病脉证第五》侯氏黑散：治大风，四肢烦重，心中恶寒不足者。

【名家拓展应用】

（1）今用于脑梗死，气血亏虚，风邪入中，舌强不灵，肢体活动障碍，手足厥冷，腰膝酸软无力，食少便溏，舌淡红，边有齿痕，苔白腻，脉沉细。

（2）本方也可采用仲景原法做成散剂，长期服用，治疗中风后遗症。

黄芪桂枝五物汤

【组成】 黄芪三两　芍药三两　桂枝三两　生姜六两　枣十二枚

【用法】 水煎服。

【功效】 益气固表，调和营卫。

【方解】

本方即桂枝汤减甘草，加黄芪而成。

【主治】

气虚血痹证，症见身体不仁，如风痹状。

《金匮要略·血痹虚劳病脉证治第六》(2)：血痹，阴阳俱微，寸口关上微，尺中小紧，外证身体不仁，如风痹状，黄芪桂枝五物汤主之。

【名家拓展应用】

（1）今用于眩晕，气虚则血不能上奉于脑，乏力，脉沉细。

（2）中风先兆，麻木，便溏，舌苔淡白，脉象沉弦。

（3）多发性神经炎，四肢痿软无力，不能走动，形体消瘦，脉沉缓较无力。

（4）重症肌无力，脾胃气虚，周身乏力，气短，恶风多汗，纳差便溏，舌淡。

【名家临证要点】

翁维良提出，中风病久气血虚亏，痰阻脉络，症见言语謇涩，肢体麻木无力，行走困难等，治疗宜用益气养血，通络逐痹，多用黄芪五物汤、补阳还五汤化裁：黄芪20~30g，当归10~15g，丹参12~15g，鸡血藤15~20g，川芎15~20g，葛根15~20g，红花10g，桃仁10g，威灵仙12~15g，络石藤10~12g，全蝎粉1g（分冲），蜈蚣粉1g（分冲），桂枝6~10g。

仝小林认为，方中黄芪，大补脾肺之气，治疗重症肌无力时宜重用，可达120g，临床可与枳实配伍，且黄芪用量为枳实4倍，一升一降，生发气机。

小建中汤

【组成】桂枝三两（去皮）　甘草二两（炙）　生姜三两（切）　芍药六两　大枣十二枚（擘）　胶饴一升

【用法】水煎服。

【功效】甘温建中，缓急止痛。

【方解】

方中饴糖甘温建中，桂枝、甘草辛甘温阳，白芍、甘草酸甘缓急止痛，生姜、大枣调和营卫。

【主治】

中焦不和，气血不足证，症见心中悸而烦者；虚劳里急，腹中痛，悸，衄，梦失精，四肢酸疼，手足烦热，咽干口燥；面黄，小便自利。

《伤寒论·辨太阳病脉证并治（二）》（100）：伤寒，阳脉涩，阴脉弦，法当腹中急痛，先与小建中汤，不瘥者，小柴胡汤主之。

《伤寒论·辨太阳病脉证并治（二）》（102）：伤寒二三日，心中悸而烦者，小建中汤主之。

【名家拓展应用】

今用于失眠，面色萎黄，畏寒，自汗，四肢困倦，舌质淡，脉弦细者。

当归四逆汤

【组成】当归三两　芍药三两　大枣二十五枚（擘）　桂枝三两（去皮）　甘草二两（炙）　细辛三两　通草二两

【用法】水煎服。

【功效】散寒活血通脉。

【方解】

方中桂枝、细辛、通草、甘草辛温散寒通脉，当归、白芍、大枣养血活血。

【主治】

血虚寒凝证，症见手足厥寒，脉细欲绝。

《伤寒论·厥阴病脉证并治》(351)：手足厥寒，脉细欲绝者，当归四逆汤主之。

【名家拓展应用】

(1) 头痛，证属血虚寒凝，肢凉，脉细。

(2) 颤证，手足冷，舌紫，脉细涩。

(3) 多发性神经炎，下肢麻木冰冷，脉细弦而缓。

桂枝甘草汤

【组成】桂枝四两（去皮） 甘草二两（炙）

【用法】水煎服。

【功效】温补心阳。

【方解】

方中桂枝、甘草辛甘化阳。

【主治】

心阳不足证，症见叉手自冒心，心下悸，欲得按者。

《伤寒论·辨太阳病脉证并治第二》(64)：发汗过多，其人叉手自冒心，心下悸，欲得按者，桂枝甘草汤主之。

【名家拓展应用】

今用于失眠，心阳不足，畏寒，舌淡苔少，脉弦细。

桂枝甘草龙骨牡蛎汤

【组成】桂枝一两（去皮） 甘草二两（炙） 牡蛎二两（熬） 龙骨二两

【用法】水煎服。

【功效】温补心阳，重镇安神。

【方解】

方中桂枝、甘草温补心阳，龙牡重镇安神。

【主治】

心阳不足，心神不安证，证见症躁。

《伤寒论·辨太阳病脉证并治中》（118）：火逆下之，因烧针烦躁者，桂枝甘草龙骨牡蛎汤主之。

【名家拓展应用】

（1）今用于抑郁症，心阳不足，肝阳上扰，心神不安，心悸，夜寐不安，神疲乏力，眩晕，脉细。

（2）恐怖症，心悸失眠者。

【名家临证要点】

万友生认为，桂枝、甘草辛甘温，能温心肝之阳，伍以龙、牡重镇固涩以安神魂。临床可加远志、龙眼肉以增强其养心安神的作用，或合甘麦大枣汤。病情较重，兼少阴阴寒，可加入附子，根据病情用量由15g→30g→60g→80g→120g逐渐增加。

桂枝去芍药加蜀漆牡蛎龙骨救逆汤

【组成】桂枝三两（去皮） 甘草二两（炙） 生姜三两（切） 大枣十二枚（擘） 牡蛎五两（熬） 龙骨四两 蜀漆三两（洗，去腥）

【用法】水煎服。

【功效】温阳化痰安神。

【方解】

方中桂枝、生姜、甘草温阳，大枣养血，蜀漆化痰，龙骨、牡蛎安神。

【主治】

心阳不足，痰浊内扰，心神不安证，症见惊狂，卧起不安。

《伤寒论·辨太阳病脉证并治中》（112）：伤寒脉浮，医以火迫劫之，亡阳必惊狂，卧起不安者，桂枝去芍药加蜀漆龙骨牡蛎救逆汤主之。

【名家拓展应用】

（1）今用于狂证，阳虚痰扰，心神不安，心中烦躁，惊狂不安，脉细数而浮，按之无力。

（2）恐惧症，心悸，烦躁。

【名家临证要点】

方中蜀漆可用常山代替，并加二陈汤等化痰方剂，增强其化痰之力。

桂枝加龙骨牡蛎汤

【组成】桂枝　芍药　生姜各三两　甘草二两　大枣十二枚　龙骨　牡蛎各三两

【用法】水煎服。

【功效】调和营卫，安神敛精。

【方解】

方中桂枝汤调和营卫，龙骨、牡蛎安神收敛。

【主治】

阴阳不和，心神不安，精气不固证，症见男子失精，女子梦交，脉芤动微紧。

《金匮要略·血痹虚劳病脉证治第六》（8）：夫失精家，少腹弦急，阴头寒，目眩，发落，脉极虚芤迟，为清谷、亡血、失精。脉得诸芤动微紧，男子失精，女子梦交，桂枝龙骨牡蛎汤主之。

【名家拓展应用】

（1）今用于眩晕，阴阳不和，失眠健忘，头痛，遗精早泄，乏力，纳差。舌质淡，脉虚。

（2）癔病性抽搐，形体消瘦，面色无华，六脉弦细无力。

桂枝加附子汤

【组成】桂枝三两（去皮）　芍药三两　甘草二两（炙）　生姜三两（切）　大枣十二枚（擘）　附子一枚（炮，去皮，破八片）

【用法】水煎服。

【功效】调和营卫，温阳散寒。

【方解】

方中桂枝汤调和营卫、止汗缓急，附子温阳散寒。

【主治】

阳气不固证，症见漏汗不止，恶风，小便难，四肢微急，难以屈伸。

《伤寒论·辨太阳病脉证并治上》（20）：太阳病，发汗，遂漏不止，其人恶风，小便难，四肢微急，难以屈伸者，桂枝加附子汤主之。

【名家拓展应用】

（1）今用于痴呆，阳虚心神受损，动辄多汗，小溲夜遗，舌苔淡润，脉濡细弱。

（2）神经衰弱，头眩，多梦，自汗，舌淡。多加龙骨、牡蛎。

（3）三叉神经痛，证属寒凝血脉，经脉阻滞。疼痛剧烈，痛有定处、遇寒加剧，舌淡苔白，脉沉弦紧。

【名家临证要点】

于己百用桂枝加附子汤、乌头汤（麻黄、川乌、黄芪、芍药、甘草）

合方治疗三叉神经痛，方中附子、乌头均有大毒，故常与大量干姜合用，要点为附子、干姜等量配伍使用。并常加当归、川芎、桃仁、红花等活血通经之品，以及乌蛇、地龙、全蝎等通络之品。除内服外，主张患者以药渣热敷患部，使药力直达病所，内外合治，增强疗效。

桂枝去桂加茯苓白术汤

【组成】 芍药三两　大枣十二枚（擘）　白术　茯苓　生姜各三两　甘草二两（炙）

【用法】 水煎服。

【功效】 健脾利水，养血缓急。

【方解】

方中白术、茯苓、生姜健脾利水，大枣养血，白芍柔肝缓急止痛。

【主治】

肝脾不和，水饮内停证，症见心下满微痛，小便不利。

《伤寒论·辨太阳病脉证并治上》（28）：服桂枝汤，或下之，仍头项强痛，翕翕发热，无汗，心下满微痛，小便不利者，桂枝去桂加茯苓白术汤主之。

【名家拓展应用】

（1）今用于癫痫，证属宿痰水饮，胃部痞硬微痛，食欲不佳，口干欲饮者。

（2）本方也用于坐骨神经痛。

甘姜苓术汤（肾着汤）

【组成】 甘草二两　干姜四两　茯苓四两　白术二两

【用法】水煎服。

【功效】温中健脾祛湿。

【方解】

方中白术、茯苓健脾祛湿，干姜、甘草温中健脾。

【主治】

寒湿阻络证，症见身体重，腰以下冷痛，反不渴，小便自利，饮食如故，腹重如带五千钱。

《金匮要略·五脏风寒积聚病脉证治第十一》（16）：肾着之病，其人身体重，腰中冷，如坐水中，形如水状，反不渴，小便自利，饮食如故，病属下焦，身劳汗出，衣里冷湿，久久得之，腰以下冷痛，腹重如带五千钱，甘姜苓术汤主之。

【名家拓展应用】

今用于坐骨神经痛，舌淡苔根部白腻，脉弦缓。

苓桂术甘汤

【组成】桂枝二两（去皮）　甘草二两（炙）　茯苓四两　白术二两

【用法】水煎服。

【功效】健脾通阳化饮。

【方解】

方中白术、茯苓健脾利湿，桂枝、甘草温通阳气。

【主治】

脾虚水泛证，症见心下逆满，气上冲胸，起则头眩；心下有痰饮，胸胁支满，目眩；短气有微饮。

《伤寒论·辨太阳病脉证并治中》（67）：伤寒若吐若下后，心下逆满，气上冲胸，起则头眩，脉沉紧，发汗则动经，身为振振摇者，茯苓桂枝白术甘草汤主之。

《金匮要略·痰饮咳嗽病脉证治第十二》（16）：心下有痰饮，胸胁支满，目眩，苓桂术甘汤主之。

【名家拓展应用】

（1）今用于眩晕，中阳不布，痰饮凝聚。胸闷不舒，伴恶心、呕吐，苔白，脉濡小。

（2）中风，正气不足，脉络空虚，风邪乘虚而入络脉，舌质淡白，苔薄白，脉细缓，常需要配伍祛风通络之品。

泽泻汤

【组成】泽泻五两　白术二两

【用法】水煎服。

【功效】健脾利水。

【方解】

方中白术健脾祛湿，泽泻利水渗湿。

【主治】

水饮内停，清阳不升证，症见心下有支饮，其人苦冒眩。

《金匮要略·痰饮咳嗽病脉证治第十二》（25）：心下有支饮，其人苦冒眩，泽泻汤主之。

【名家拓展应用】

今用于眩晕，脾虚湿盛，痰浊上扰清空，舌苔白，脉滑。

【名家临证要点】

徐景藩认为，方中泽泻与白术之比例，按泽泻汤原方之用量 5：2，一般泽泻25g，白术10g，比例恰当，才有效验。许宋岩在《金匮要略》泽泻汤的基础上又有创新，取泽泻为主药重用（30g）以利水气，改白术为苍术以加大燥湿之功，加牛膝引水下行，五味子配甘草酸甘合化为阴，补益心脾安神。

肾虚可加桑寄生，肝风加石决明、白芍、钩藤、菊花等。

五苓散

【组成】 猪苓十八铢（去皮）　泽泻一两六铢　茯苓十八铢　白术十八铢　桂枝半两（去皮）

【用法】 水煎服。

【功效】 利湿渗湿，健脾通阳。

【方解】

方中白术健脾祛湿，茯苓、猪苓、泽泻利水，桂枝温通阳气。

【主治】

阳虚水停证，症见小便不利，微热消渴，脉浮；烦渴，脉浮数；渴欲饮水，水入则叶；渴而口燥烦，小便不利；脐下有悸，吐涎沫，巅眩。

《伤寒论·辨太阳病脉证并治第二》（71）：若脉浮，小便不利，微热，消渴者，五苓散主之。

《伤寒论·辨太阳病脉证并治第二》（74）：中风发热，六七日不解而烦，有表里证，渴欲饮水，水入则吐者，名曰水逆，五苓散主之。

【名家拓展应用】

今用于眩晕，阳虚水停。口中，饮水即吐，小便不利，舌质淡，白腻苔，脉象濡软无力。

吴茱萸汤

【组成】吴茱萸一升（洗）　生姜六两（切）　人参三两　大枣十二枚（擘）

【用法】水煎服。

【功效】散寒益气，降逆和中。

【方解】

方中吴茱萸温肝散寒降逆，生姜温中和胃，人参益气健脾，大枣和中。

【主治】

中焦虚寒、肝胃气逆证，症见食谷欲呕；干呕，吐涎沫，头痛；呕而胸满。

《伤寒论·辨阳明病脉证》（243）：食谷欲呕，属阳明也，吴茱萸汤主之。得汤反剧者，属上焦也。

《金匮要略·呕吐哕下利病脉证治第十七》（9）：干呕、吐涎沫，头痛者，茱萸汤主之。

【名家拓展应用】

（1）今用于眩晕，食则呕吐，脉象细小无力。

（2）头痛，寒蕴肝经，巅顶为主，痛甚则呕吐痰涎，肢冷，舌淡苔白。

麻黄附子细辛汤、麻黄附子甘草汤

【组成】麻黄附子甘草汤：麻黄二两（去节）　甘草二两（炙）　附

子一枚（炮　去皮　破八片）。按：《金匮要略》麻黄三两

麻黄附子细辛汤：麻黄二两（去节）　细辛二两　附子一枚（炮，去皮，破八片）

【用法】水煎服。

【功效】温经散寒。

【方解】

方中麻黄、细辛散寒宣肺利水，附子温里助阳，甘草益气缓急。

【主治】

阳虚感寒证，症见少阴病，脉沉小。

太少两感，无里证，发热、脉沉。

《金匮要略·水气脉证治第十四》（26）：水之为病，其脉沉小，属少阴；浮者为风，无水虚胀者为气。水，发其汗即已，脉沉者，宜麻黄附子汤。

《伤寒论·辨少阴病脉证并治第七》（301）：少阴病始得之，反发热，脉沉者，麻黄细辛附子汤主之。

【名家拓展应用】

（1）今用于中风，发热恶寒，鼻塞清涕，肢节微痛，无汗，需配伍清热平肝养阴活血药。

（2）抑郁症，心悸胆怯，苔白厚腻，脉弦紧。

附子汤

【组成】附子二枚（炮，去皮，破八片）　茯苓三两　白术四两　人参二两　芍药三两

【用法】水煎服。

【功效】健脾温阳，散寒和络。

【方解】

方中附子温里散寒，人参益气健脾，白术、茯苓健脾祛湿，白芍和络缓急止痛。

【主治】

阳虚寒湿证，症见身体痛，骨节痛，手足寒，背恶寒，脉沉。

《伤寒论·辨少阴病脉证并治》(305)：少阴病，身体痛，手足寒，骨节痛，脉沉者，附子汤主之。

《金匮要略·痉湿暍病脉证治第二》(3)：妇人怀娠六七月，脉弦发热，其胎愈胀，腹痛恶寒者，少腹如扇，所以然者，子脏开故也，当以附子汤温其脏。

【名家拓展应用】

今用于坐骨神经痛，脾胃阳虚、寒湿痹阻。阴雨或天寒则腰腿痛明显，怕冷，脉软。

真武汤

【组成】 茯苓三两　白术二两　生姜（切）三两　芍药三两　附子一枚（炮，去皮，破八片）

【用法】 水煎服。

【功效】 温阳散寒，健脾缓急。

【方解】

方中附子温里助阳，白术、茯苓健脾利湿，生姜和胃利水，白芍敛阴缓急。

【主治】

阳虚水饮证，症见心下悸，头眩，身瞤动，振振欲擗地；腹痛，小便不利，四肢沉重疼痛，下利，或咳，或小便利，或下利，或呕。

《伤寒论·辨小阴病脉证并治》(316)：少阴病，二三日不已，至四五日，腹痛，小便不利，四肢沉重疼痛，自下利者，此为有水气，其人或咳，或小便利，或下利，或呕者，真武汤主之。

【名家拓展应用】

(1) 今用于眩晕，心肾阳虚，痰饮浸渍。脉小滑，苔白滑。

(2) 颤证。冷汗，面色㿠白，苔白腻，脉沉细。

(3) 癫证。脾肾阳虚，水浊凌心扰肝，神志昏蒙，四肢肌肉瞤动，面色萎黄，形体消瘦，舌质淡胖紫气，舌苔厚腻，脉虚浮带数。

(4) 本方可用于神经脱髓鞘症。

四逆汤

【组成】甘草二两（炙）　干姜一两半　附子一枚（生用　去皮　破八片）

【用法】水煎服。

【功效】温里散寒通阳。

【方解】

方中附子、干姜温里散寒，甘草甘缓解毒。

【主治】

阳虚寒盛证，症见吐利，汗出，身有微热，恶寒，内拘急，四肢疼，下利厥逆而恶寒者。脉沉弱，脉微欲绝。

《伤寒论·辨厥阴病脉证并治》(388)：吐利汗出，发热恶寒，四肢拘急，手足厥冷者，四逆汤主之。

【名家拓展应用】

(1) 今用于失眠，阳虚外越，时觉上火之症状，手脚心热，身热，便干，尿热，舌红有津，边有齿痕，脉沉细数。

（2）精神分裂症，阳虚寒凝，孤独退缩，呆滞少动，情感淡漠，思维贫乏，苍白无神等。

【名家临证要点】

周康常用附子、肉桂、干姜、炙甘草组方治疗精神分裂症。认为附子可从15g开始使用，最大剂量可达120g。并强调附子使用时，不需要先煎，可先冷浸1小时，再与其他药物同煎20~30分钟，煎成250ml药液。可供参考。

肾气丸

【组成】 干地黄八两　薯蓣四两　山茱萸四两　泽泻三两　茯苓三两　牡丹皮三两　桂枝一两　附子（炮）一两

【用法】 水煎服。

【功效】 滋阴化气，补肾利水。

【方解】

方中地黄滋阴，附子、肉桂温阳化气，山药、山茱萸固涩敛精，泽泻、茯苓利水渗湿，丹皮活血凉血。

【主治】

肾之阴阳不足证，症见虚劳腰痛，少腹拘急，小便不利；转胞，不得溺；男子消渴，小便反多，以饮一斗，小便一斗。

《金匮要略·血痹虚劳病脉证治第六》（15）：虚劳腰痛，少腹拘急，小便不利者，八味肾气丸主之。

《金匮要略·消渴小便不利淋病脉证治第十三》（3）：男子消渴，小便反多，以饮一斗，小便一斗，肾气丸主之。

《金匮要略·妇人杂病脉证治第二十二》（19）：问曰：妇人病，饮食如故，烦热不得卧而反倚息者，何也？师曰：此名转胞，不得溺也，以胞系了戾，故致此病。但利小便则愈，宜肾气丸主之。

【名家拓展应用】

（1）今用于头痛，肾虚厥气上行，脉弦细，两尺脉弱。

（2）失眠。阴虚阳浮，心肾不交，头晕，大便溏，小便清长，舌质红少苔，脉细。

（3）痴呆。肝肾不足，髓海空虚，不寐，脉细。

（4）癫痫。久病正虚，精神不振，面色无华，多梦，易出汗，双足冷，食纳差，舌苔薄白，舌质淡，脉弦细。